Update Mukoviszidose

Band 2: Pulmonale Infektionen

Herausgegeben von
Tim O. Hirche und Thomas O. F. Wagner

32 Abbildungen
29 Tabellen

Georg Thieme Verlag
Stuttgart · New York

Bibliografische Information
der Deutschen Nationalbibliothek

Die Deutsche Nationalbibliothek verzeichnet diese Publikation in der Deutschen Nationalbibliografie; detaillierte bibliografische Daten sind im Internet über http://dnb.d-nb.de abrufbar.

Publikation mit freundlicher Unterstützung von Novartis Pharma GmbH.

Wichtiger Hinweis: Wie jede Wissenschaft ist die Medizin ständigen Entwicklungen unterworfen. Forschung und klinische Erfahrung erweitern unsere Erkenntnisse, insbesondere was Behandlung und medikamentöse Therapie anbelangt. Soweit in diesem Werk eine Dosierung oder eine Applikation erwähnt wird, darf der Leser zwar darauf vertrauen, dass Autoren, Herausgeber und Verlag große Sorgfalt darauf verwandt haben, dass diese Angabe **dem Wissensstand bei Fertigstellung des Werkes** entspricht.

Für Angaben über Dosierungsanweisungen und Applikationsformen kann vom Verlag jedoch keine Gewähr übernommen werden. **Jeder Benutzer ist angehalten,** durch sorgfältige Prüfung der Beipackzettel der verwendeten Präparate und gegebenenfalls nach Konsultation eines Spezialisten festzustellen, ob die dort gegebene Empfehlung für Dosierungen oder die Beachtung von Kontraindikationen gegenüber der Angabe in diesem Buch abweicht. Eine solche Prüfung ist besonders wichtig bei selten verwendeten Präparaten oder solchen, die neu auf den Markt gebracht worden sind. **Jede Dosierung oder Applikation erfolgt auf eigene Gefahr des Benutzers.** Autoren und Verlag appellieren an jeden Benutzer, ihm etwa auffallende Ungenauigkeiten dem Verlag mitzuteilen.

Rüdigerstraße 14
70469 Stuttgart
Deutschland
Unsere Homepage: www.thieme.de

Printed in Germany

Zeichnungen: Ziegler + Müller, Kirchentellinsfurt
Umschlaggestaltung: Thieme Verlagsgruppe
Satz: Ziegler + Müller, Kirchentellinsfurt
Druck und Buchbinder: Grafisches Centrum Cuno GmbH & Co. KG, Calbe

ISBN 978-3-13-150421-0 1 2 3 4 5 6

Autorenadressen

Herausgeber

Priv.-Doz. Dr. med. Tim O. Hirche
Fachbereich Pneumologie, Allergologie, Somnologie
Deutsche Klinik für Diagnostik (DKD)
Aukammallee 33
65191 Wiesbaden
Tel.: 0611 577 609
Fax: 0611 5777 639
E-Mail: tim.hirche@dkd-wiesbaden.de

Prof. Dr. med. Thomas O. F. Wagner
Medizinische Klinik I,
Schwerpunkt Pneumologie/
Allergologie
Universitätsklinikum Frankfurt/Main
Theodor-Stern-Kai 7
60590 Frankfurt/Main
Tel.: 069 6301 6336
Fax: 069 6301 6335
E-Mail: t.wagner@em.uni-frankfurt.de

Mitautoren

Dr. med. Michael Baier
Institut für Medizinische Mikrobiologie
Friedrich-Schiller-Universität Jena
Erlanger Allee 101
07747 Jena
Tel.: 03641 939 3613
Fax: 03641 939 3502
E-Mail: michael.baier@med.uni-jena.de

Prof. Dr. med. Joachim Bargon
Medizinische Klinik
St. Elisabethen-Krankenhaus
Ginnheimer Straße 3
60487 Frankfurt/Main
Tel.: 069 7939 2219
Fax: 069 7939 2669
E-Mail: bargon@em.uni-frankfurt.de

Dr. med. Silke Besier
Institut für Medizinische Mikrobiologie
und Krankenhaushygiene
Universitätsklinikum Frankfurt/Main
Paul Ehrlich-Straße 40
60596 Frankfurt/Main
Tel.: 069 6301 6438
Fax: 069 6301 5767
E-Mail: s.besier@em.uni-frankfurt.de

Dr. med. Stefan Blaas
Zentrum für Pneumologie
Klinik Donaustauf
Ludwigstraße 68
93093 Donaustauf
Tel.: 09403 800
Fax: 09403 80212
E-Mail: stefan.blaas@klinik.uni-regensburg.de

Priv.-Doz. Dr. med. Jörg Bojunga
Medizinische Klinik I, Schwerpunkt Gastroenterologie,
Endokrinologie, Ernährungsmedizin
Universitätsklinikum Frankfurt/Main
Theodor-Stern-Kai 7
60590 Frankfurt/Main
Tel.: 069 6301 5297
Fax: 069 6301 87676
E-Mail: joerg.bojunga@kgu.de

Dr. med. Cordula Conrad-Kabbe
Ruhrlandklinik, Westdeutsches Lungenzentrum
am Universitätsklinikum Essen gGmBH
Mukoviszidose Erwachsenenambulanz
Tüschner Weg 40
45239 Essen
Tel.: 0201 433 01
Fax: 0201 433 1740
E-Mail: info@muko-ruhrlandklinik.de

Dr. med. Sabine Dornaus
Abteilung für Pneumologie und Allergologie, Mukoviszidosezentrum
Klinik für Kinder- und Jugendmedizin
Universitätsklinikum Jena
Kochstraße 2
07740 Jena
Tel.: 03641 938 425
Fax: 03641 938 314
E-Mail: sabine.dornaus@med.uni-jena.de

Prof. Dr. med. Helmut Ellemunter
Medizinische Universität Innsbruck
Department für Kinder- und Jugendheilkunde,
Cystische Fibrose Zentrum Innsbruck
Anichstraße 35
A-6020 Innsbruck
Tel.: 0043 512 504 24902
Fax: 0043 512 504 6724903
E-Mail: helmut.ellemunter@i-med.ac.at

Priv.-Doz. Dr. med. Rainald Fischer
Zentrum für erwachsene Mukoviszidose-Patienten
Pneumologie, Medizinische Klinik Innenstadt
Ziemssenstraße 1
80336 München
Tel.: 089 5160 7546
E-Mail: rfischer@med.lmu.de

Dr. med. Reta Fischer Biner
Abteilung für Pneumologie
Spital Netz Bern Tiefenau
Tiefenaustrasse 112
CH-3004 Bern
Tel.: 0041 31 308 8717
Fax: 0041 31 308 8712
E-Mail: reta.fischer@spitalnetzbern.ch

Prof. Dr. med. Susanne Häußler
Twincore GmbH
Zentrum für Experimentelle
und Klinische Infektionsforschung
Feodor-Lynen-Straße 4
30265 Hannover
Tel.: 0531 6181 3150
Fax: 0531 6181 3099
E-Mail: susanne.haeussler@twincore.de

Dr. med. Markus Hofer
Adulte CF-Sprechstunde
Klinik für Pneumologie
Universitätsspital Zürich
Rämistrasse 100
CH-8091 Zürich
Tel.: 0041 44 255 1111
Fax: 0041 44 255 8779
E-Mail: markus.hofer@usz.ch

Dr. med. Dipl.-human-biol. Michael Hogardt
Max-von-Pettenkofer-Institut für Hygiene
und Medizinische Mikrobiologie
Konsiliarlabor Mukoviszidose-Bakteriologie
Süddeutschland
Marchioninistraße 17
81377 München
Tel.: 089 2180 78202
Fax: 089 2180 78294
E-Mail: hogardt@mvp.uni-muenchen.de

Priv.-Doz. Dr. med. Barbara C. Kahl
Institut für Medizinische Mikrobiologie
Universitätsklinikum Münster
Domagkstraße 10
48149 Münster
Tel.: 0251 8355 381
Fax: 0251 8355 350
E-Mail: kahl@uni-muenster.de

Dr. med. Justina Kiefer
Mukoviszidoseambulanz
Klinik Schillerhöhe
Solitudestraße 18
70839 Gerlingen
Tel.: 07156 203 0
Fax: 07156 203 2203
E-Mail: justina.kiefer@klinik-schillerhoehe.de

Prof. Dr. med. Holger Kirsch
Arzt für Psychosomatische Medizin
und Psychotherapie, Psychoanalyse, Sozialmedizin
Evangelische Fachhochschule Darmstadt
Zweifalltorweg 12
64293 Darmstadt
Tel.: 06151 879849
E-Mail: kirsch@efh-darmstadt.de

Dr. med. Hans Klose
Medizinische Klinik II, Sektion Pneumologie
Universitätsklinikum Hamburg-Eppendorf
Martinistraße 52
20246 Hamburg
Tel.: 040 7410 0
Fax: 040 7410 56436
E-Mail: klose@uke.uni-hamburg.de

Prof. Dr. med. Dr. rer. nat. Claus Kroegel
Klinik für Innere Medizin I
Funktionsbereich Pneumologie & Allergologie
Friedrich-Schiller-Universität Jena
Erlanger Allee 101
07747 Jena
Tel.: 03641 932 4130
Fax: 03641 932 4132
E-Mail: claus.kroegel@med.uni-jena.de

Dr. med. Sandy Kujumdshiev
Medizinische Klinik I,
Schwerpunkt Pneumologie/Allergologie
Universitätsklinikum Frankfurt/Main
Theodor-Stern-Kai 7
60590 Frankfurt/Main
Tel.: 069 6301 4768
Fax: 069 6301 7391
E-Mail: sandy.kujumdshiev@kgu.de

Dr. med. Jochen Mainz
Abteilung für Pneumologie und Allergologie,
Mukoviszidosezentrum
Klinik für Kinder- und Jugendmedizin
Universitätsklinikum Jena
Kochstraße 2
07740 Jena
Tel.: 03641 938 425
Fax: 03641 938 314
E-Mail: jochen.mainz@med.uni-jena.de

Priv.-Doz. Dr. med. Marcus Mall
Universitätsklinikum Heidelberg
Zentrum für Kinder- und Jugendmedizin
Im Neuenheimer Feld 430
69120 Heidelberg
Tel.: 06221 56 2311
Fax: 06221 56 38810
E-Mail: marcus.mall@med.uni-heidelberg.de

Dr. med. Susanne Nährig
Zentrum für erwachsene Mukoviszidose-Patienten
Pneumologie, Medizinische Klinik Innenstadt
Ziemssenstraße 1
80336 München
Tel.: 089 5160 7546
E-Mail: susanne.naehrig@med.uni-muenchen.de

Dr. med. Martin Rosewich
Zentrum für Kinderheilkunde und Jugendmedizin
Ambulanz für pädiatrische Allergologie,
Pneumologie und Mukoviszidose
Johann-Wolfgang-Goethe-Universität
Theodor-Stern-Kai 7
60590 Frankfurt/Main
Tel.: 069 6301 6060
Fax: 01212 51071 5018
E-Mail: martin.rosewich@kgu.de

Dr. med. Johannes Schulze
Zentrum für Kinderheilkunde und Jugendmedizin
Ambulanz für pädiatrische Allergologie,
Pneumologie und Mukoviszidose
Johann-Wolfgang-Goethe-Universität
Theodor-Stern-Kai 7
60590 Frankfurt/Main
Tel.: 069 6301 6060
Fax: 01212 51071 5018
E-Mail: johannes.schulze@kgu.de

Dr. med. Marcel Simon
Medizinische Klinik II, Sektion Pneumologie
Universitätsklinikum Hamburg-Eppendorf
Martinistraße 52
20246 Hamburg
Tel.: 040 7410 0
Fax: 040 7410 56436
E-Mail: m.simon@uke.uni-hamburg.de

Dr. med. Christina Smaczny
Medizinische Klinik I,
Schwerpunkt Pneumologie/Allergologie
Universitätsklinikum Frankfurt/Main
Theodor-Stern-Kai 7
60590 Frankfurt/Main
Tel.: 069 6301 6336
Fax: 069 6301 6335
E-Mail: smaczny@em.uni-frankfurt.de

Priv.-Doz. Dr. med. Olaf Sommerburg
Universitätsklinikum Heidelberg
Zentrum für Kinder- und Jugendmedizin
Sektion Pneumologie und Allergologie
Im Neuenheimer Feld 430
69120 Heidelberg
Tel.: 06221 56 2311
Fax: 06221 56 38810
E-Mail: olaf.sommerburg@med.uni-heidelberg.de

Prof. Dr. med. Martin Stern
Universitätsklinik für Kinder- und Jugendmedizin
Hoppe-Seyler-Straße 1
72076 Tübingen
Tel.: 07071 2983820
Fax: 07071 295478
E-Mail: martin.stern@med.uni-tuebingen.de

Dr. med. Rolf Suchy
Zentrum für Pneumologie
Klinik Donaustauf
Ludwigstraße 68
93093 Donaustauf
Tel.: 09403 800
Fax: 09403 80212
E-Mail: rolf.suchy@klinik-donaustauf.de

Dr. med. Robert Walther
Klinik für Innere Medizin I
Funktionsbereich Pneumologie & Allergologie
Friedrich-Schiller-Universität Jena
Erlanger Allee 101
07747 Jena
Tel.: 03641 932 4555
Fax: 03641 932 4132
E-Mail: robert.walther@med.uni-jena.de

Univ.-Doz. Dr. med. Felix Wantke
Lungenabteilung
Wilhelminenspital der Stadt Wien
Montleartstraße 37
A-1171 Wien
Tel.: 0043 1 49150 2208
E-Mail: felix.wantke@wienkav.at

Dr. rer. nat. Bärbel Wiedemann
Institut für Medizinische Informatik und Biometrie
Medizinische Fakultät Carl Gustav Carus
Technische Universität Dresden
Fetscherstraße 74
01307 Dresden
Tel.: 0351 3177 213
Fax: 0351 3177 225
E-Mail: wiedemann@imib.med.tu-dresden.de

Vorwort

Die durch die Infektion vermittelte Zerstörung der Lunge wird in allen nationalen und internationalen Registern als Haupttodesursache bei CF-Patienten identifiziert. Auch wenn unumstritten ist, dass auch der Ernährungszustand einen erheblichen Einfluss auf die Prognose besitzt, werden Betreuer und Patienten immer wieder mit allen Aspekten der Infektion konfrontiert.

So ist es unverzichtbar, dass CF-Ärzte die aktuellen Daten und Fakten, aber auch die sich abzeichnenden Trends neuer Erreger und ihrer Behandlung kennen.

Im Rahmen der *5. Winterschool Mukoviszidose*, die vom 29. 3. bis 2. 4. 2009 in Obergurl/Tirol stattfand, befassten sich Kliniker und Mikrobiologen aus Deutschland, Österreich und der Schweiz intensiv mit diesem wichtigen Thema. Die Ergebnisse werden in dem vorliegenden Band zusammengefasst.

Neben den Grundlagen der pulmonalen Infektion, einschließlich CF-spezifischer Besonderheiten wie Biofilmbildung und Problemkeimen, wird ein aktueller Überblick über Diagnostik und Monitoring, einschließlich molekularer Erregertypisierung, gegeben. Ausführlich werden Antibiotikatherapien zur Eradikation, aber auch zur Dauertherapie abgehandelt.

Leitlinien zur Hygiene sowie das Vorgehen bei speziellen Problemkeimen mit Multiresistenz spielen eine wichtige Rolle bei CF. Auch virale Infektionen, Infektionen mit atypischen Erregern, das Management auf der internistischen Intensivstation, die besondere Situation nach Lungentransplantation und der Umgang mit der Infektionsangst werden dargestellt.

Die Grundidee für die Herausgabe der Berichtsbände unter dem Titel „Update Mukoviszidose" ist es, allen CF-Betreuern in D-A-CH Zugang zu den auf jeder Winterschool aktuell dargestellten und diskutierten Themen zu ermöglichen.

Die Herausgeber sind den Autoren und dem Thieme-Verlag dankbar für die exzellente Zusammenarbeit, welche ein zeitnahes Erscheinen möglich macht.

Unser ganz besonderer Dank geht an Novartis Österreich für die Unterstützung bei der Durchführung der Winterschool und an Novartis Deutschland für die Unterstützung bei der Herstellung und Herausgabe dieses Buches.

Frankfurt und Wiesbaden, im Oktober 2009

Prof. Dr. med. Thomas O. F. Wagner
Priv.-Doz. Dr. med. Tim O. Hirche

Inhaltsverzeichnis

1 Einleitung Infektion und CF: von den Besten lernen

T. O. F. Wagner, C. Smaczny, T. O. Hirche

Infektionen stellen für CF-Betroffene eine besondere Bedrohung dar. Dies liegt nicht nur an der Prognoserelevanz der pulmonalen Infektion, sondern das Thema durchdringt das ganze Leben der Patienten und ihrer Familien und beeinträchtigt deren Lebensqualität erheblich (vgl. Kapitel „Aspekte der Krankheitsverarbeitung am Beispiel der Infektionsangst“ von H. Kirsch). Es ist von herausragender Bedeutung, die Infektion möglichst zu vermeiden (Prävention) bzw. den Zeitpunkt der Infektion, wenn diese denn letztlich als unvermeidbar gelten muss, so weit nur eben möglich nach hinten zu verschieben. Kommt es zu einer Infektion, müssen alle Maßnahmen ergriffen werden, um den Keim noch einmal „loszuwerden“ (Eradikation) und den Übergang in eine chronische Infektion zu verhindern. Für die Wirksamkeit solcher Maßnahmen gibt es vielfältige Belege. Die Gruppe aus Kopenhagen konnte zeigen, dass mit konsequentem Einsatz aller Möglichkeiten der Prophylaxe, Überwachung und Therapie das mediane Überleben der Betroffenen deutlich anzuheben ist [1,2].

Wenn es bessere Ergebnisse als die eigenen gibt, muss man von den Besseren (Besten) lernen. Evidenz für bessere Strategien muss die Konsequenz haben, dass die klinischen Wege (clinical pathways), mögen sie noch so bewährt erscheinen, neu gestaltet werden. Kann man sich aufgrund der besseren Ergebnisse auf neue Vorgehensweisen einigen (Guidelines, Leitlinien), müssen sich dann aber auch möglichst alle Akteure an die neuen Regeln halten [3,4]. Dazu müssen die Leitlinien und Konsensempfehlungen bekannt und ihre Einhaltung eingefordert und überprüft werden.

Relevanz

Es besteht kein Zweifel daran, dass eine chronische Infektion der Atemwege die Prognose der CF-Patienten beeinträchtigt. Ein wichtiger Beitrag für die Abschätzung der relativen Bedeutung des Faktors „Infektion“ konnte anhand einer retrospektiv durchgeführten Untersuchung mithilfe der Daten aus der Qualitätssicherung Mukoviszidose geleistet werden [5,6]. Hier wurde das Überleben einer Kohorte von CF-Patienten, die 1995 zwischen 17 und 19 Jahre alt waren, über 10 Jahre beobachtet. Es zeigte sich, dass alle Patienten, die im ersten Beobachtungsjahr ohne Keimnachweis (*P. aeruginosa*), ohne Untergewicht und ohne Auffälligkeit in der Lungenfunktion (VC, FEV_1, MEF_{25}) dokumentiert worden waren, nach 10 Jahren noch lebten. Waren 1 – 4 dieser Variablen schon zu Beginn pathologisch verändert, verschlechterte sich das kumulierte 10-Jahres-Überleben in der Subgruppe auf bis zu 80%, bei initialer pathologischer Veränderung aller 5 Variablen lag das kumulierte Überleben sogar nur bei 70%.

Überwachung – Diagnose

Um eine Erstinfektion oder den Übergang in eine chronische Infektion sicher zu erfassen, ist ein sensitives und spezifisches diagnostisches Monitoring erforderlich. Dieses Monitoring erlaubt neben der Therapiesteuerung auch die Beurteilung, ob eine Hygienemaßnahme wirksamer ist als eine andere oder ob eine Kreuzinfektion zwischen Patienten in der gleichen CF-Ambulanz vorkommt. Hier ist neben einer Definition der Kolonisation eine definitorische Festlegung der Infektion einschließlich der beweisenden klinisch-diagnostischen Verfahren erforderlich (vgl. die Kapitel „Klinische Definition akute vs. chronische Infektion“ und „Diagnostik und Monitoring einer Infektion“ von R. Walther, M. Baier und C. Kroegel). In der klinischen Routine fehlt es weiterhin an ausreichend sensitiven und spezifischen Verfahren, die nicht invasiv sind und auch bei Kindern reproduzierbar angewendet werden können, um eine wirkliche Früherkennung zu ermöglichen. Ob die neuen Verfahren der elektronischen Exhalatanalyse hier eine Verbesserung bringen werden, muss vorerst offenbleiben. Einige enttäuschende Ergebnisse werden von anderen, vielversprechenden Untersuchungen kontrastiert [7–10].

Prävention

Aufgrund des großen Einflusses pulmonaler Infektionen auf die Morbidität und Mortalität der Patienten kommt den Maßnahmen zur Hygiene und Infektionsprophylaxe besondere Bedeutung zu (vgl. Kapitel „Leitlinien zur Hygiene bei CF" von H. Ellemunter). Es gilt, die Hygieneregeln aufs Genauste zu beachten. Zu diesem Thema gibt es mehrere als Konsensuspapier zusammengefasste Übersichten [11, 12], die sich in ihren Kernaussagen allerdings nicht von anderen klinischen Bereichen unterscheiden. Ein wichtiger Aspekt liegt allerdings in der Notwendigkeit der Segregation verschiedenster Gruppen von CF-Patienten in Abhängigkeit von den nachgewiesenen Erregern [13]. So wird in aller Regel empfohlen, Patienten ohne *P. aeruginosa* getrennt von solchen mit positivem Erregernachweis zu versorgen (beispielsweise getrennte Ambulanzräume, -termine etc.).

Frühe Intervention und Eradikation

Das wesentliche Grundprinzip der Frühintervention und möglichst anzustrebenden Keimeradikation nach dem Erstnachweis hat sich weitgehend durchgesetzt, weil die Langzeitergebnisse den Aufwand zu rechtfertigen scheinen. Schon 2004 hat es hierin eine weitgehend übereinstimmende Einschätzung europäischer Spezialisten gegeben, und die konsequente Umsetzung einer solchen „aggressiven" antiinfektiösen Strategie scheint ein wesentliches Element der besseren Ergebnisse in Kopenhagen zu sein [4].

Guidelines

Bei ständiger Zunahme der für CF-Patienten relevanten Keime müssen alle Empfehlungen sich der Herausforderung einer regelmäßigen Überarbeitung und gegebenenfalls Anpassung stellen. In Deutschland unterscheidet man Leitlinien unterschiedlicher Evidenzgrade, wobei die sogenannten S3-Leitlinien in der Regel gut abgesicherte Daten zur Grundlage haben müssen, was dazu führt, dass für Mukoviszidose eine S3-Leitlinie aus Mangel an belastbarer Evidenz derzeit nicht zu erreichen ist. Anstelle von Leitlinien treten daher zunehmend „Konsensuspapiere". Letztere können zur Orientierung an der Meinung einer Zahl von Experten hilfreich sein, im Rahmen eines Qualitätsmanagements sind nicht durch Daten abgesicherte Diagnostik- oder Therapieempfehlungen jedoch nur schwierig zu etablieren.

ECFS und CFF

Die großen Fachgesellschaften der CF-Forschung und -Versorgung in Europa und den USA verfolgen grundsätzlich ähnliche Strategien in der Umsetzung solcher Programme: Die ECFS (European Cystic Fibrosis Society) versucht, ein generelles Ablaufschema (sogenannter clinical pathway, „Patientenpfad") zu definieren, um die wesentlichen diagnostischen und therapeutischen Prinzipien und Herausforderungen in der Patientenversorgung abzubilden. Im Rahmen der alljährlich stattfindenden ECFS-Konsensuskonferenzen in Artimino, Italien, werden dann Grundsatzthemen ausgewählt, ausführlich diskutiert und schließlich publiziert [3, 4, 14, 15]. Aus diesen Konferenzen sind Konsensusberichte zu infektiologischen [3, 4, 16] und anderen Themen hervorgegangen [14–16].

Da nicht alle Themen, und schon gar nicht zeitnah, behandelt werden können, bleiben vielfältige Leitlinien zu einzelnen diagnostischen Schritten oder Therapieelementen dann eher den nationalen Guidelines oder Handlungsanweisungen überlassen. Ein weiteres Element der Konsensusfindung wird derzeit mit einem Modellprojekt zum Thema „Reisen und CF" im Rahmen des Europäischen Referenznetzwerks (ECORN-CF, European Centres of Reference Network for Cystic Fibrosis) als Ergänzung zum Spektrum bestehender Beiträge unter dem Dach der ECFS beschritten (www.ecorn-cf.eu).

Auch bei der amerikanischen CFF (Cystic Fibrosis Foundation) werden Guidelines im weiteren Sinne erarbeitet, wozu hier nationale Expertengruppen zusammengebracht werden, die den „state of the art" zu einem Thema zusammentragen [12].

Was bewirken Guidelines?

Jeder klinisch tätige CF-Betreuer wünscht sich evidenzbasierte Entscheidungshilfen oder Leitlinien, an denen er sich orientieren kann. Erstaunlich ist indessen die Tatsache, dass, auch wenn Ärzte meinen, die Guidelines gut zu kennen, diese Selbsteinschätzung häufig nicht zutreffend ist und dass selbst diejenigen Betreuer, welche die Inhalte kennen, sich nur in sehr geringem Teil daran halten. Eine Studie zur Befolgung der Hygieneempfehlungen bei CF untersuchte dies genauer [17]. Dabei ging es um folgende Empfehlungen:

- Notwendigkeit von mikrobiologischen Kontrollproben einmal pro Quartal
- Vermeidung von sozialen Kontakten zwischen CF-Patienten während stationärer Aufenthalte
- Patienten- und Angehörigenschulung über Händehygiene
- Patienten- und Angehörigenschulung über Desinfektion des Inhalators
- Reinigung der Untersuchungsräume zwischen Patienten

Die ernüchternden Ergebnisse belegten, dass nur etwa 60% der Befragten die Hygieneempfehlungen kannten. Von denen, die angegeben hatten, die Empfehlungen zu kennen, waren nur 31–47% mit den einzelnen (oben genannten) Inhalten vertraut. Je nach Teilaspekt gaben die Befragten an, nur in 23–63% der Fälle die Empfehlungen auch bei mehr als 75% der Anlässe zu befolgen.

Was könnte man besser machen?

Man muss sich demnach fragen: Was kann man besser machen, um allgemein akzeptierte, durch Daten oder Konsensus gestützte Vorgehensweisen mehr in das Bewusstsein und die täglichen Handlungen zu integrieren? Dieses typische Phänomen der Qualitätsarbeit wird meist in Qualitätszirkeln (quality round tables) aufgegriffen, die ein aktives Einbinden aller Akteure in die Generierung und Anwendung der Guidelines erzeugen können. So ist meist der erste notwendige Schritt solcher Qualitätsarbeit, dass die Akteure eines Zentrums die vorhandenen Guidelines sichten und in Form eines eigenen Qualitätshandbuchs für ihre eigenen Bedürfnisse, Möglichkeiten und Gegebenheiten anpassen. In Deutschland wird dieser Prozess als konstitutives Element der qualitätsgesicherten CF-Versorgung im Rahmen der zertifizierten Einrichtungen vorausgesetzt. Der Mukoviszidose e.V. unterstützt die an der Qualitätssicherung teilnehmenden Ambulanzen auch in der grundsätzlichen Qualitätsarbeit in Form von „In-house-Schulungen" in den CF-Ambulanzen bzw. -Zentren durch das Zentrum für Qualität in der Medizin der Landesärztekammer Niedersachsen.

Dokumentation und Benchmarking

Ganz wesentlich für jede prospektive Qualitätsarbeit ist die Dokumentation sowohl der Prozesse als auch der Ergebnisse. Nur wenn alle Patientendaten in vergleichbarer Form dokumentiert sind, kann analysiert werden, welche Verfahren häufiger zum Einsatz kommen, ob beispielsweise die Leitlinien der Konsensusempfehlungen umgesetzt werden, welche Verfahren eher gute oder schlechtere Ergebnisse generieren usw.

Als hohe Schule der Qualitätsarbeit könnte man das „Benchmarking" bezeichnen. Hier wird im Rahmen der Qualitätszirkel nicht nur über grundsätzlich akzeptierte Prozesse gesprochen, sondern es werden auch die Ergebnisse oder zumindest spezielle Teilergebnisse der beteiligten Einrichtungen miteinander offen verglichen. Nur so kann man „beste" Ergebnisse identifizieren und die Prozesse der besseren und schlechteren Einrichtungen miteinander abgleichen, um diejenigen Stellen zu identifizieren, welche die Unterschiede in den Ergebnissen begründen. Nach anfänglicher Skepsis der Akteure empfinden inzwischen alle Ambulanzen, die am „Benchmarking Mukoviszidose" teilnehmen, dass es sich um eine Bereicherung der eigenen Arbeit und eine dramatische Verbesserung der aktiven Qualitätsbemühungen handelt [6]. Dies hat auch dazu geführt, dass inzwischen von anfänglich wenigen teilnehmenden Ambulanzen die Zahl der Interessenten deutlich gestiegen ist. Voraussetzung ist eine einheitliche Dokumentation der Patientendaten in einem detaillierten Patientenregister. Die Patienten in Deutschland haben die Notwendigkeit und Nützlichkeit dieses Verfahrens längst erkannt, weshalb die Zustimmung zur Teilnahme an der Qualitätssicherung aufseiten der Patienten nahezu 100% beträgt und die Patienten immer deutlicher die Offenlegung der Benchmarkingdaten fordern.

Von den Besten lernen

Auch wenn sich das Motto „Von den Besten lernen“ auf den unmittelbaren Vergleich der Ergebnisse und daraus abgeleitete Änderungen in der Vorgehensweise bezieht, können wir dieses Motto auch für die Arbeit in der Winterschool verwenden: Wir haben nicht nur Teilnehmer eingeladen, die zu den Besten zählen, wir können immer auch auf die Ergebnisse und Erfahrungen von all den Besten in der Literatur und im Hintergrund zurückgreifen. Mit diesem Band wollen wir unsere Leser daran teilhaben lassen.

Literatur

1 Hansen CR, Pressler T, Hoiby N. Early aggressive eradication therapy for intermittent Pseudomonas aeruginosa airway colonization in cystic fibrosis patients: 15 years experience. J Cyst Fibros 2008; 7: 523–530

2 Hoiby N, Frederiksen B, Pressler T. Eradication of early Pseudomonas aeruginosa infection. J Cyst Fibros 2005; 4 (Suppl. 2): 49–54

3 Doring G, Conway SP, Heijerman HG, Hodson ME, Hoiby N, Smyth A et al. Antibiotic therapy against Pseudomonas aeruginosa in cystic fibrosis: a European consensus. Eur Respir J 2000; 16: 749–767

4 Doring G, Hoiby N. Early intervention and prevention of lung disease in cystic fibrosis: a European consensus. J Cyst Fibros 2004; 3: 67–91

5 Stern M, Sens B, Wiedemann B, Busse O, Damm G, Wenzlaff P (Hrsg). Qualitätssicherung Mukoviszidose – Überblick über den Gesundheitszustand der Patienten in Deutschland 2007. Bad Honnef: Hippocampus Verlag; 2009

6 Stern M, Wiedemann B, Wenzlaff P. From registry to quality management: the German Cystic Fibrosis Quality Assessment project 1995–2006. Eur Respir J 2008; 31: 29–35

7 Babusikova E, Jesenak M, Durdik P, Dobrota D, Banovcin P. Exhaled carbon monoxide as a new marker of respiratory diseases in children. J Physiol Pharmacol 2008; 59 (Suppl. 6): 9–17

8 Dahl M, Nordestgaard BG. Markers of early disease and prognosis in COPD. Int J Chron Obstruct Pulmon Dis 2009; 4: 157–167

9 Esther CR Jr., Boysen G, Olsen BM, Collins LB, Ghio AJ, Swenberg JW et al. Mass spectrometric analysis of biomarkers and dilution markers in exhaled breath condensate reveals elevated purines in asthma and cystic fibrosis. Am J Physiol Lung Cell Mol Physiol 2009; 296: L987–L993

10 Kharitonov SA, Barnes PJ. Clinical aspects of exhaled nitric oxide. Eur Respir J 2000; 16: 781–792

11 Saiman L, Siegel J. Infection control in cystic fibrosis. Clin Microbiol Rev 2004; 17: 57–71

12 Flume PA, O'Sullivan BP, Robinson KA, Goss CH, Mogayzel PJ Jr., Willey-Courand DB et al. Cystic fibrosis pulmonary guidelines: chronic medications for maintenance of lung health. Am J Respir Crit Care Med 2007; 176: 957–969

13 Lee T. Eradication of early Pseudomonas infection in cystic fibrosis. Chron Respir Dis 2009; 6: 99–107

14 Doring G, Elborn JS, Johannesson M, de Jonge H, Griese M, Smyth A et al. Clinical trials in cystic fibrosis. J Cyst Fibros 2007; 6: 85–99

15 Sinaasappel M, Stern M, Littlewood J, Wolfe S, Steinkamp G, Heijerman HG et al. Nutrition in patients with cystic fibrosis: a European Consensus. J Cyst Fibros 2002; 1: 51–75

16 Malfroot A, Adam G, Ciofu O, Doring G, Knoop C, Lang AB et al. Immunisation in the current management of cystic fibrosis patients. J Cyst Fibros 2005; 4: 77–87

17 Garber E, Desai M, Zhou J, Alba L, Angst D, Cabana M et al. Barriers to adherence to cystic fibrosis infection control guidelines. Pediatr Pulmonol 2008; 43: 900–907

2 Grundlagen der pulmonalen Infektion

2.1 Epidemiologie der Infektion: Ergebnisse des Projekts „Qualitätssicherung Mukoviszidose“

B. Wiedemann, T. O. Hirche, M. Stern

Projekt „Qualitätssicherung Mukoviszidose“

Im Projekt „Qualitätssicherung Mukoviszidose“ werden seit 1995 regelmäßig von möglichst allen in Deutschland lebenden CF-Patienten epidemiologische und ausgewählte klinische Befunde erhoben und in einem jährlichen Übersichtsband veröffentlicht [1]. Neben den Basisdaten des Patienten, wie Geburtsdatum, Geschlecht und Angaben zur Diagnose, werden einmal jährlich für jeden Patienten u. a. die Körpergröße und das -gewicht, die Lungenfunktion, der Nachweis von *Pseudomonas (P.) aeruginosa* und *Burkholderia (B.) cepacia* sowie einige wenige Therapieangaben dokumentiert (Stufe I). Seit 1995 liegen jährliche Verlaufsdaten von ca. 4900 Patienten aus 95 CF-Behandlungseinrichtungen vor. Ziel des Projekts ist es, mit Hilfe von internen und externen Qualitätssicherungsmaßnahmen die Therapie zu optimieren und damit die Lebenserwartung und Lebensqualität der CF-Patienten zu verbessern.

Prävalenz von *P. aeruginosa* und *B. cepacia*

Die Keimbesiedlung hängt stark vom Alter der Patienten ab. Während im Jahr 2007 bei ca. 10% aller Kinder mit CF unter 6 Jahren wenigstens einmal *P. aeruginosa* nachgewiesen wurde, stieg dieser Anteil mit zunehmendem Alter bis auf 50% bei den 16–17-Jährigen. Im Alter von 20 Jahren lag der Anteil bei 70% und blieb danach nahezu konstant. *B. cepacia* wurde bei 1,4% der Kinder und Jugendlichen und 4% der Erwachsenen mit CF und damit deutlich seltener nachgewiesen.

Von 1995 bis 2007 ist eine deutliche Reduktion der Keimbesiedlung zu beobachten. Vergleicht man die Prävalenz von *P. aeruginosa* für verschiedene Altersstufen (bis 1 Jahr, 6, 12, 18 Jahre, 24 Jahre und älter), dann ist diese Reduktion besonders bei den 6–18-Jährigen auffällig. Im Jahr 1995 wurde bei 23 (19,7%) der 117 CF-Patienten im ersten Lebensjahr mindestens einmal *P. aeruginosa* nachgewiesen. Im Jahr 2007 betraf dies 16 (10,1%) von 158 Patienten. Bei den 6-Jährigen reduzierte sich der Nachweis von 1995 bis 2007 von 43,2% (48 von 111 Patienten) auf 16,5% (22 von 133 Patienten). Bei 69 (64,5%) von 107 untersuchten 12-Jährigen wurde im Jahr 1995 *P. aeruginosa* nachgewiesen. Dieser Anteil reduzierte sich im Jahr 2007 auf 42 (34,1%) von 123 Patienten. Während 1995 bei 55 (76,4%) der 72 untersuchten 18-Jährigen *P. aeruginosa* gefunden wurde, betrug dieser Anteil im Jahr 2007 nur noch 57,3% (75 von 131 Patienten). Bei den über 24-Jährigen reduzierte sich der Anteil von 90% (36 von 40 Patienten) im Jahr 1995 auf 73,3% (73 von 99 Patienten) im Jahr 2007.

Erster Nachweis von *P. aeruginosa* bei CF-Patienten

Im Projekt „Qualitätssicherung Mukoviszidose“ sind die Krankheitsverläufe von 780 Patienten, die im ersten Lebensjahr diagnostiziert wurden, auch vom ersten Lebensjahr an dokumentiert. Bei diesen 780 Patienten erfolgte der erste Nachweis von *P. aeruginosa* im Mittel mit 7,5 Jahren (95%-Konfidenzintervall 7,0–7,9 Jahre, Median 7 Jahre). Die 164 (21%) pankreassuffizienten Patienten wurden im Mittel 3 Monate später besiedelt als die pankreasinsuffizienten (Median 9 vs. 7 Jahre) (Abb. 2.1.**1**). Dieser Unterschied ist nicht statistisch signifikant ($p = 0{,}083$). Auch die etwas spätere Besiedlung der

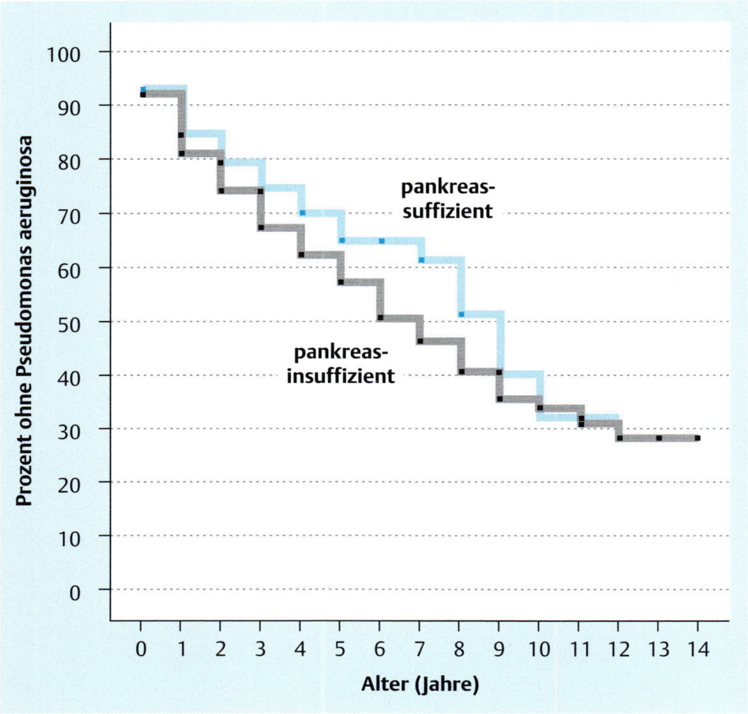

Abb. 2.1.**1** Zeitdauer bis zum ersten *P.-aeruginosa*-Nachweis.

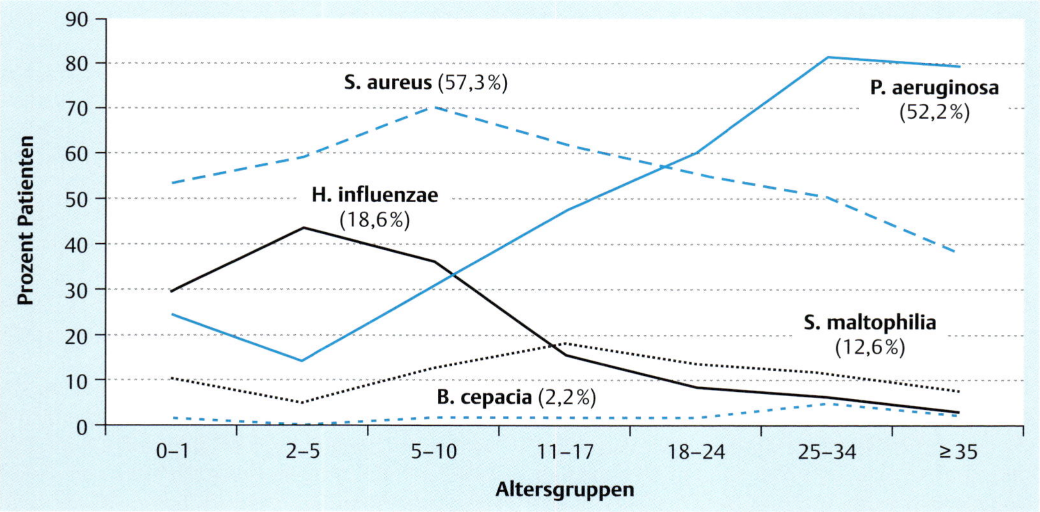

Abb. 2.1.**2** Prävalenz von Keimen in verschiedenen Altersgruppen 2007 (mit Angabe der mittleren Prävalenz über alle Altersgruppen) (mit freundlicher Genehmigung aus [1]).

357 (45,8%) Mädchen (Median der Mädchen 8 Jahre, Median der Jungen 7 Jahre) ist nicht statistisch signifikant (p = 0,376). Da Verlaufsmeldungen im Projekt nur einmal jährlich erfolgen, sind Schätzungen der Zeitdauer bis zur ersten Besiedelung aus diesen Daten nur näherungsweise möglich.

Andere Keime

Seit 1996 dokumentieren ca. 17 Einrichtungen, in denen Patienten mit CF behandelt werden, im Rahmen des Projekts „Qualitätssicherung Mukoviszidose" regelmäßig jede ambulante Patientenvorstellung und zunehmend auch jeden Klinikaufenthalt mit umfangreichen klinischen Daten (Stufe II). Neben *P. aeruginosa* und *B. cepacia* wird auch der Nachweis von *Staphylococcus (S.) aureus, Haemophilus (H.) influenzae* und *Stenotrophomonas (S.) maltophilia* dokumentiert. Die Abb. 2.1.**2** zeigt den Anteil nachgewiesener Keime in unterschiedlichen Altersgruppen im Jahr 2007. Während *S. aureus* und *H. influenzae* eher bei Kindern und Jugendlichen mit CF gefunden werden, erreichen die Nachweise von *P. aeruginosa* erst im Erwachsenenalter ihren höchsten Stand. *B. cepacia* und *S. maltophilia* spielen eher eine untergeordnete Rolle. Die Prävalenz der wichtigsten Keime in den Altersgruppen ist über die Jahre stabil geblieben und ähnelt der in den jährlichen Datenreports des amerikanischen CF-Registers [2].

Literatur

1 Stern M, Sens B, Wiedemann B, Busse O, Damm G, Wenzlaff P, Hrsg. Qualitätssicherung Mukoviszidose – Überblick über den Gesundheitszustand der Patienten in Deutschland 2007. Hippocampus Verlag; 2009

2 Cystic Fibrosis Foundation Patient Registry. Annual Data Report. Bethesda, Maryland, 2007

2.2 Pathophysiologie der Lungenerkrankung bei CF – aktuelle Hypothesen

O. Sommerburg, M. Mall

Die respiratorische Insuffizienz ist mit über 90% die häufigste Todesursache bei CF-Patienten. Visköser Schleim verursacht eine Bronchialobstruktion, die am Anfang der pathophysiologischen Kaskade steht. Durch bakterielle Infektionen kommt es zur chronischen Entzündung der Atemwege mit der Folge ihrer Zerstörung. Der Verlust von alveolärem Lungengewebe führt zur respiratorischen Insuffizienz. Drei Grundhypothesen versuchen derzeit, die Pathophysiologie der CF-Lungenerkrankung zu erklären. Da sie sich teilweise überlappen, können sie als Gesamtkonzept für die Sequenz der CF-Lungenerkrankung dienen (Abb. 2.2.**1**).

Dehydratation des Atemwegsoberflächenfilms

Die Dehydratation des Atemwegsoberflächenfilms (AOF) steht am Anfang der CF-Lungenerkrankung. Normalerweise wird die mukoziliäre Clearance durch den sich im Schlag der Zilien bewegenden AOF gesichert. Muzine mit relativ hohem Molekulargewicht bilden die Matrix des AOF, der seine viskoelastischen Eigenschaften durch eine ausreichende Hydratation erhält. Diese wird durch die Zellen des Bronchialepithels sichergestellt. Der entgegengesetzte Ein- und Ausstrom von Na^+ und Cl^- wird dort durch den CFTR (Cystic Fibrosis Transmembrane Regulator) und epitheliale Na^+-Kanäle (ENaC) sensibel reguliert. Bei CF wird kaum Cl^- durch die Membran nach außen transportiert, sodass die Na^+-Resorption durch die ENaC 3-fach erhöht ist. Als Folge strömen auch mehr Cl^- und Wasser aus dem AOF in die Zelle, was sukzessive zu dessen Dehydratation und zur Störung der mukoziliären Clearance führt [1]. Dadurch können in die Lunge eingedrungene Bakterien mechanisch nicht mehr abtransportiert werden. Auch funktionieren primitive Abwehrmechanismen wie Lactoferrin und Conalbumin in dehydriertem AOF nicht [2]. Ein gestörter Mukustransport konnte bereits frühzeitig bei CF-Patienten nachgewiesen werden [3]. Zudem entwickeln Mausmodelle, bei denen ENaC überexprimiert wurden, eine tödlich verlaufende

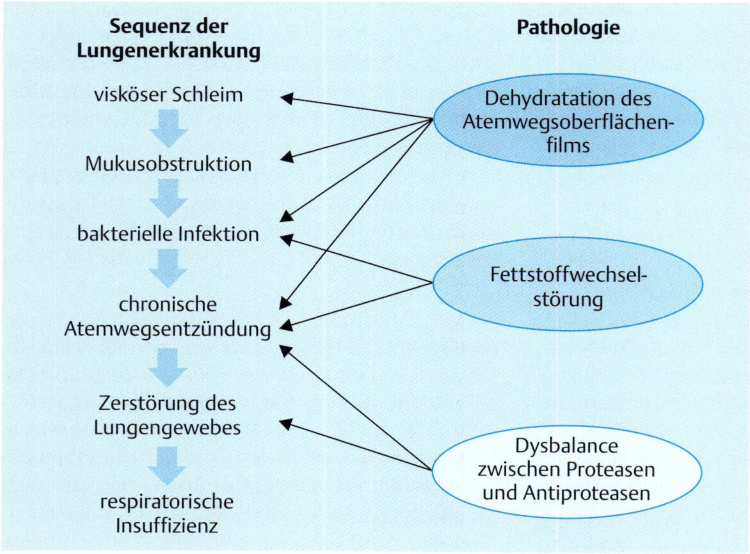

Abb. 2.2.**1** Pathophysiologische Sequenz der CF-Lungenerkrankung.

Lungenerkrankung, die der bei CF-Patienten entspricht [4].

Unter dem dehydrierten AOF kommt die Zilienbewegung zum Erliegen, es bilden sich Mukusplugs, in deren Innerem eine verminderte O_2-Konzentration nachgewiesen werden kann. Dies begünstigt eine Besiedlung des Mukus mit anaerob lebenden Keimen wie *Pseudomonas aeruginosa* [5]. In-vitro-Experimente zeigten zudem, dass die Entstehung von Pseudomonas-Makrokolonien und Biofilmen in dehydriertem Mukus begünstigt ist [2]. Der dehydrierte AOF führt aber auch zu einer reduzierten Motilität neutrophiler Granulozyten im Rahmen der bakteriellen Abwehr, was die Elimination von Bakterien erschwert [6]. Die frustrane Abwehr bewirkt in der Folge eine verstärkte Rekrutierung von Neutrophilen, was zu der ausgeprägten granulozytären Entzündung in den Atemwegen beiträgt. Die Hypothese der Dehydratation des AOF bildet die Grundlage für die heute empfohlene Therapie mit hypertoner Kochsalzlösung und in Zukunft für Therapiekonzepte mit ENaC-Blockern.

Störung des Fettmetabolismus

Fettsäuren-Metabolismus

CF-Patienten zeigen ein verändertes Profil ungesättigter Fettsäuren (PUFA, Polyunsaturated Fatty Acids). Insbesondere die verringerte Linolsäure (18 : 2 n-6; LNA) unterscheidet sie und in geringerem Maße auch heterozygote Träger von Gesunden ohne CF-Mutationen, was auf eine genetisch determinierte Ursache hinweist [7]. Andere Studien zeigen verringerte Werte für die Docosahexaensäure (DHA) und erhöhte Werte für die Arachidonsäure, wobei Letztere ein Präkursor proinflammatorischer Eikosanoide ist. Eine dadurch erhöhte Entzündungsaktivität kann angenommen werden. Tierexperimentelle und klinische Studien zeigten, dass die Gabe von DHA allein oder zusammen mit Eicosapentaensäure die beschriebenen Veränderungen der PUFA korrigiert. Eine Verbesserung klinischer Parameter konnte in diesem Zusammenhang in den meisten Studien jedoch nicht gezeigt werden [8].

Sphingomyelin-Metabolismus

Neuere Arbeiten beschreiben, dass CFTR die Menge an Ceramid moduliert. Die Dysbalance der PUFA scheint bei CF-Patienten direkt proportional zu einem Ceramid-Mangel zu sein, was zu erhöhten

IL-8-Werten und einer vermehrten Entzündung führt [9]. Andere Autoren zeigten jedoch eine vermehrte Entzündungsaktivität und eine höhere Infektionsrate bei CF durch eine intrazelluläre Ceramid-Akkumulation, die sich durch eine verminderte Aktivität vor allem der sauren Ceramidase bei höheren intravesikulären pH-Werten erklärt [10]. Eine Normalisierung des Ceramids in CFTR-Knockout-Mäusen führte in beiden Fällen zur Besserung der zuvor gesehenen Veränderungen bezüglich des Entzündungs- und Infektgeschehens.

Dysbalance zwischen Proteasen und Antiproteasen

Durch die neutrophile Entzündung bei CF geben aktivierte oder nekrotische neutrophile Granulozyten große Mengen an Proteasen frei. Aufgrund der Unfähigkeit, diese effektiv durch Antiproteasen zu neutralisieren, wird Lungengewebe geschädigt. Bei CF besteht jedoch kein originärer Mangel an Antiproteasen. Misst man die proteolytische Aktivität im Sputum von CF-Patienten, so hat die Neutrophilen-Elastase (NE) mit 90% den größten Anteil. Freie NE ist konzentrations- und zeitabhängig in der Lage, Elastin, Kollagen, Surfactant und andere Proteine zu schädigen [11]. Sie führt zum Anschwellen von Becherzellen, zur Metaplasie von Bronchialzellen und zur Fibrose in den Atemwegen. Durch unterschiedliche Reaktionen ist die NE aber auch in der Lage, das Immunsystem zu modulieren. So kann sie z.B. Lactoferrin deaktivieren. Die NE vermag außerdem, Flagellen von Pseudomonas-Bakterien zu spalten, was das Signaling zu Toll-like-Rezeptoren beeinflusst. Durch Schädigung von IgG, wichtigen Opsonierungsproteinen und Oberflächenrezeptoren schwächt die NE die antibakterielle Abwehr erheblich. Therapien zur Inhibierung unterschiedlicher Proteasen, vor allem aber der NE, werden ein entscheidender Bestandteil der zukünftigen Behandlung der CF-Lungenerkrankung sein [12].

Literatur

1 Boucher RC. Evidence for airway surface dehydration as the initiating event in CF airway disease. J Intern Med 2007; 261: 5–16

2 Matsui H, Wagner VE, Hill DB, Schwab UE, Rogers TD, Button B et al. A physical linkage between cystic fibrosis airway surface dehydration and Pseudomonas aeruginosa biofilms. Proc Natl Acad Sci USA 2006; 103: 18131–18136

3 Regnis JA, Robinson M, Bailey DL, Cook P, Hooper P, Chan HK et al. Mucociliary clearance in patients with cystic fibrosis and in normal subjects. Am J Respir Crit Care Med 1994; 150: 66–71

4 Mall M, Grubb BR, Harkema JR, O'Neal WK, Boucher RC. Increased airway epithelial Na^+ absorption produces cystic fibrosis-like lung disease in mice. Nat Med 2004; 10: 487–493

5 Worlitzsch D, Tarran R, Ulrich M, Schwab U, Cekici A, Meyer KC et al. Effects of reduced mucus oxygen concentration in airway Pseudomonas infections of cystic fibrosis patients. J Clin Invest 2002; 109: 317–325

6 Matsui H, Verghese MW, Kesimer M, Schwab UE, Randell SH, Sheehan JK et al. Reduced three-dimensional motility in dehydrated airway mucus prevents neutrophil capture and killing bacteria on airway epithelial surfaces. J Immunol 2005; 175: 1090–1099

7 Strandvik B, Gronowitz E, Enlund F, Martinsson T, Wahlstrom J. Essential fatty acid deficiency in relation to genotype in patients with cystic fibrosis. J Pediatr 2001; 139: 650–655

8 Coste TC, Armand M, Lebacq J, Lebecque P, Wallemacq P, Leal T. An overview of monitoring and supplementation of omega 3 fatty acids in cystic fibrosis. Clin Biochem 2007; 40: 511–520

9 Guilbault C, Wojewodka G, Saeed Z, Hajduch M, Matouk E, De Sanctis JB et al. Cystic fibrosis fatty acid imbalance is linked to ceramide deficiency and corrected by fenretinide. Am J Respir Cell Mol Biol 2009; 41: 100–106

10 Teichgraber V, Ulrich M, Endlich N, Riethmuller J, Wilker B, De Oliveira-Munding CC et al. Ceramide accumulation mediates inflammation, cell death and infection susceptibility in cystic fibrosis. Nat Med 2008; 14: 382–391

11 Voynow JA, Fischer BM, Zheng S. Proteases and cystic fibrosis. Int J Biochem Cell Biol 2008; 40: 1238–1245

12 Griese M, Kappler M, Gaggar A, Hartl D. Inhibition of airway proteases in cystic fibrosis lung disease. Eur Respir J 2008; 32: 783–795

2.3 Entstehung und Bedeutung von Biofilmen bei CF

S. Häußler

Chronische Infektionen sind Biofilm-Infektionen

Pseudomonas aeruginosa ist der häufigste Erreger von chronischen Infektionen der Lunge von CF-Patienten. Zunehmende Infektexazerbationen und Inflammation sind die Hauptursachen für eine kontinuierlich abnehmende Lungenfunktion und bestimmen maßgeblich die Prognose der chronisch infizierten Patienten.

Chronische Infektionen sind schwer zu therapieren, da die Erreger nicht nur gegenüber der Immunantwort des Wirtes, sondern auch gegenüber antimikrobiellen Therapien weitestgehend resistent sind. Ein Hauptgrund dafür, dass Bakterien im menschlichen Organismus überleben, besteht darin, dass sie sich in sogenannten Biofilmen zusammenschließen (Abb. 2.3.**1**). Hier sind die Bakterien von einer Schutzhülle umgeben, die sie sehr wirksam vor Angriffen des Immunsystems oder Antibiotika schützt [1,2]. Bei chronischen Biofilminfektionen reicht es nicht mehr aus, einzelne Bakterien vom Infektionsort zu isolieren, zu kultivieren, zu identifizieren und einer Testung der Antibiotikaempfindlichkeit zu unterziehen, um eine erfolgreiche Therapie einleiten zu können. Häufig kann zwar eine prolongierte Antibiotikagabe mit empfindlich getesteten Antibiotika die absolute Keimlast reduzieren, sie vermag es aber nicht, die Infektion zu eradizieren.

Diversität garantiert Überleben

Obwohl die meisten CF-Patienten mit nur einem einzigen oder wenigen *P.-aeruginosa*-Klonen infiziert sind, finden wir typischerweise im Respirationstrakt dieser Patienten eine große morphologische Vielfalt [3]. Eine heterogene Population, d.h. morphologische Varianten eines klonalen Stammes, die verschiedene Formen und Stoffwechseltypen ausbilden, ist weit weniger anfällig gegenüber wechselnden Umweltbedingungen als eine Monokultur, da je nach Umweltreiz die Wahrscheinlichkeit, dass es zumindest eine resistente Subpopulation gibt, größer ist als bei einer homogenen Population [4]. Interessanterweise finden wir nicht nur in der Mukoviszidose-Lunge, in der die Bakterien innerhalb von Biofilmen persistieren, sondern auch in in vitro gewachsenen Biofilmen verschiedene bakterielle Morphotypen, die sich dort innerhalb von kürzester Zeit etablieren und sich nicht nur phänotypisch voneinander unterscheiden. Sie weisen auch sehr unterschiedliche Charakteristika auf, z.B. in Bezug auf ihre Beweglichkeit oder ihre Resistenz gegenüber verschiedenen Umweltreizen, auch gegenüber Antibiotika. Diese morphologische Vielfalt scheint eine Schlüsselrolle bei der Etablierung einer chronischen Besiedlung einzunehmen, und entsprechend groß sind die Anstrengungen diverser Forschungsvorhaben, die zugrunde liegenden molekularen Mechanismen zu verstehen.

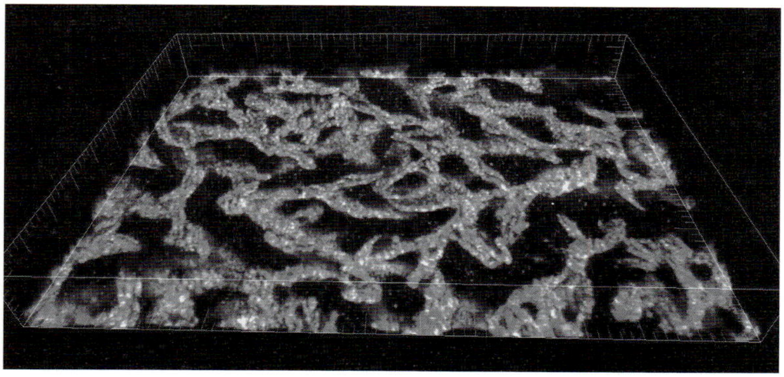

Abb. 2.3.**1** Dreidimensionales Bild eines *P.-aeruginosa*-Biofilms in einer Durchflusszelle, aufgenommen mit einem konfokalen Mikroskop.

Interbakterielle Kommunikation

Eine der aufregendsten Entdeckungen der letzten Jahrzehnte waren die Aufklärung der interbakteriellen Kommunikation und die Erkenntnis, dass auch Bakterien ihr Verhalten aufeinander abstimmen [5]. Gramnegative Bakterien tun dies über niedermolekulare Signalmoleküle, die Autoinducer genannt und von Autoinducer-Synthetasen produziert werden. Wenn die bakterielle Population eine gewisse Dichte erreicht hat, dann erreichen auch diese Autoinducer, die in das umgebende Medium abgegeben werden, einen Schwellenwert, verbinden sich mit den sogenannten Regulatorproteinen und triggern die Produktion von zelldichteabhängig regulierten Faktoren. Diese Form der interbakteriellen Kommunikation wird auch „Quorum Sensing" genannt, da ein bestimmtes Quorum, also eine kritische Masse an Bakterien, notwendig ist, um die Produktion von derart regulierten Faktoren in der gesamten Population zu induzieren [6]. Viele der in Abhängigkeit von der interbakteriellen Kommunikation regulierten bakteriellen Faktoren sind Virulenzfaktoren, und ein kooperatives Verhalten kann zum Wohle der Gesamtheit der Population von außerordentlicher Bedeutung sein, so z. B. auch bei der Etablierung und vor allem der Aufrechterhaltung von Biofilmen.

Einer für alle, alle für einen

Die Entdeckung des kooperativen Verhaltens von Bakterien hat erst kürzlich zu der Einführung des Terminus „Soziomikrobiologie" [7] geführt, auch deshalb, weil sich Soziologen und Mikrobiologen mit erstaunlich ähnlichen Fragestellungen beschäftigen, z. B. was den Einfluss von Umweltfaktoren im Gegensatz zu genetischen Faktoren auf gewisse Verhaltensweisen anbelangt. Es mag von großer Bedeutung sein, dass wir es in den Biofilmen nicht mehr mit einzelnen Bakterien zu tun haben, sondern mit Bakterien, die in einer Gemeinschaft organisiert sind. Diese Organisation verschafft den Bakterien zusätzliche Mechanismen der Anpassung, die über eine übliche Reaktion auf Stresssituationen mit einem spezifischen Genexpressionsprofil auf Einzelzellebene weit hinausgehen. Tatsächlich wurde in der letzten Dekade die orthodoxe Vorstellung von einer bakteriellen Population als einer homogenen Gemeinschaft von Geschwisterzellen ersetzt durch eine mehr dynamische Sichtweise des bakteriellen Lebens in der Gemeinschaft, in der die Bakterien zum Wohle der Gesamtpopulation miteinander kooperieren.

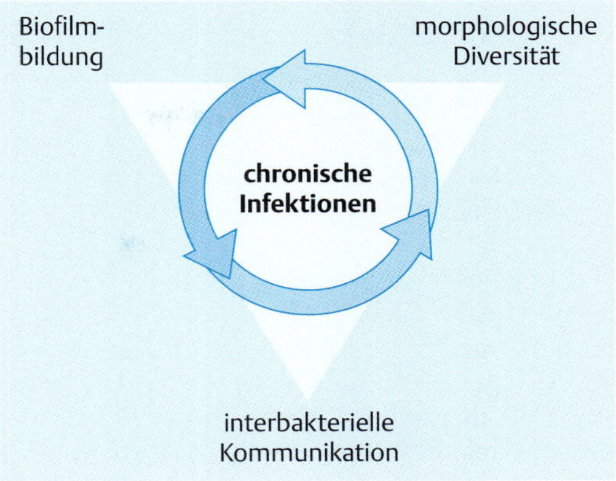

Abb. 2.3.**2** Bakterielle Strategien zur Etablierung von chronischen Infektionen.

Die Ausbildung einer morphologischen Diversität, die Etablierung von Biofilmen und die interbakterielle Kommunikation sind 3 Mechanismen, die essenziell an der Entstehung von chronischen Infektionen beteiligt sind (Abb. 2.3.**2**). Es erscheint allerdings zunehmend geboten, noch einen Schritt weiterzugehen und das Zusammenspiel dieser Mechanismen im Rahmen des bakteriellen Verhaltens in der Gemeinschaft zu untersuchen. Erst dann werden wir in der Lage sein, die komplexen Grundlagen mikrobieller Pathogenität bei chronischen Infektionen zu verstehen, um schlussendlich dringend benötigte alternative Therapiestrategien zu entwickeln, die auch bei chronischen Infektionen erfolgreich sein werden.

Literatur

1 Gilbert P, McBain AJ. Biofilms: their impact on health and their recalcitrance toward biocides. Am J Infect Control 2001; 29: 252–255
2 Gilbert P, Maira-Litran T, McBain AJ, Rickard AH, Whyte FW. The physiology and collective recalcitrance of microbial biofilm communities. Adv Microb Physiol 2002; 46: 202–256
3 Zierdt CH, Schmidt PJ. Dissociation in Pseudomonas aeruginosa. J Bacteriol 1964; 87: 1003–1010

4 Boles BR, Thoendel M, Singh PK. Self-generated diversity produces "insurance effects" in biofilm communities. Proc Natl Acad Sci USA 2004; 101: 16630–16635
5 Davies DG, Parsek MR, Pearson JP et al. The involvement of cell-to-cell signals in the development of a bacterial biofilm. Science 1998; 280: 295–298
6 Fuqua WC, Winans SC, Greenberg EP. Quorum sensing in bacteria: the LuxR-LuxI family of cell density-responsive transcriptional regulators. J Bacteriol 1994; 176: 269–275
7 Parsek MR, Greenberg EP. Sociomicrobiology: the connections between quorum sensing and biofilms. Trends Microbiol 2005; 13: 27–33

2.4 Bedeutung grampositiver Erreger bei CF

B. Kahl

Altersabhängige bakterielle Besiedlung

Die Atemwege der Patienten sind in utero steril. Kurz nach der Geburt beginnt bei den meisten CF-Patienten die Besiedlung der Atemwege zunächst mit *Staphylococcus (S.) aureus*, später gefolgt von *Pseudomonas (P.) aeruginosa* [1,2].

Staphylococcus aureus

S. aureus ist einer der bedeutendsten humanpathogenen Erreger, der für eine Vielzahl ambulant und nosokomial erworbener Infektionen verantwortlich ist [3]. Virulenzfaktoren vermitteln die Bindung (Adhäsion) der Erreger an wirtseigene Matrixproteine und ermöglichen so die Kolonisation und Ausbreitung der Erreger im Wirt.

Nasale *S.-aureus*-Träger

Etwa 30% der Gesunden sind regelmäßig in der Nase mit *S. aureus* besiedelt [4] und weisen ein erhöhtes Risiko für *S.-aureus*-Infektionen auf [5]. Unbehandelte CF-Patienten sind häufiger nasale *S.-aureus*-Träger als Gesunde [6]. In einer prospektiven multizentrischen Studie waren junge CF-Patienten wesentlich häufiger im Oropharynx als in der Nase mit *S. aureus* kolonisiert, sodass davon ausgegangen werden kann, dass CF-Patienten nicht von einer lokalen nasalen Eradikationstherapie profitieren würden [7].

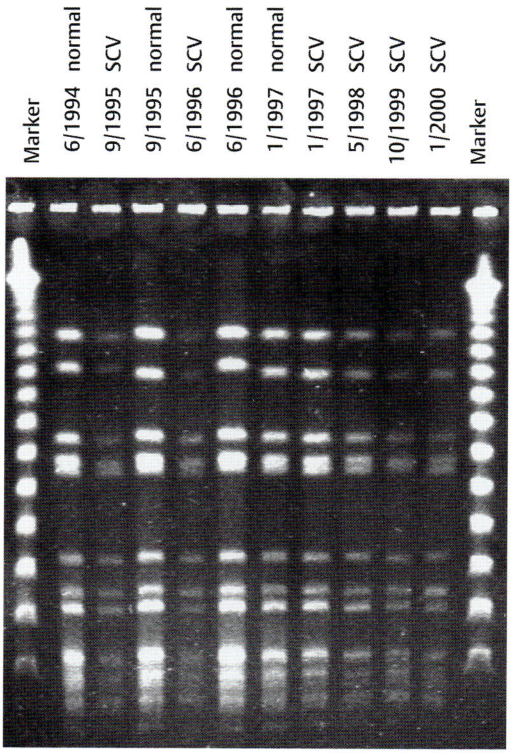

Abb. 2.4.1 Pulsfeldgel-Elektrophorese der *S.-aureus*-Isolate eines Patienten, der persistierend mit einem *S.-aureus*-Klon infiziert ist (12/1995–4/1999).

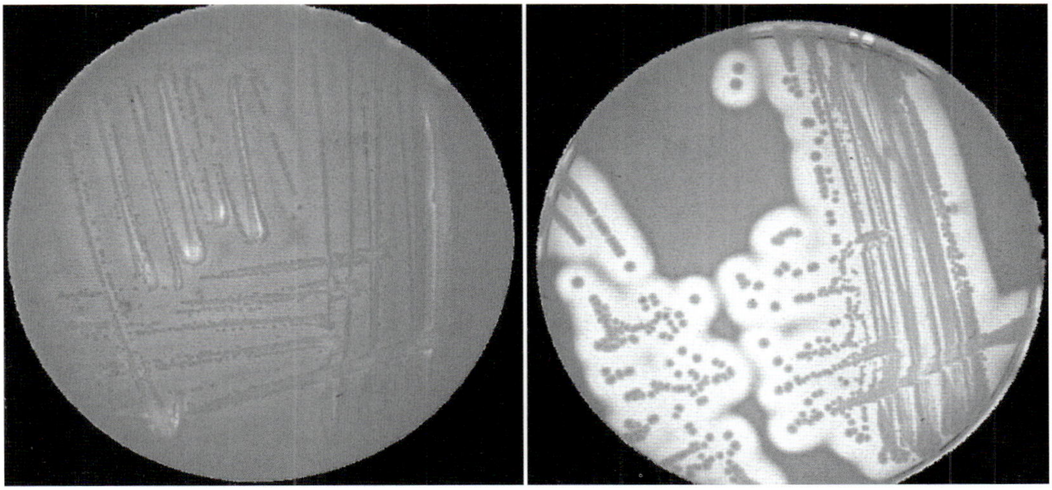

Abb. 2.4.**2** Wachstum von *S. aureus* als Small Colony Variants (SCVs).

Die Rolle der Nasennebenhöhlen

Die Nasennebenhöhlen scheinen ein wichtiges Reservoir für Reinfektionen nicht nur mit *S. aureus*, sondern auch mit *P. aeruginosa* zu sein [8]. Die meisten *S.-aureus*-Klone aus der nasalen Lavage und dem Sputum waren klonal identisch, sodass ein Austausch der Erreger zwischen den beiden Orten anzunehmen ist.

Bedeutung von *S. aureus* bei CF-Patienten

Die Bedeutung des Nachweises von *S. aureus* bei CF ist nicht eindeutig geklärt. Kürzlich ließen sich jedoch in der bronchoalveolären Lavage (BAL) von jungen Patienten mit *S. aureus* erhöhte Werte für Neutrophile und Elastase messen [9].

CF-Patienten sind über viele Jahre mit demselben *S.-aureus*-Klon kolonisiert (Abb. 2.4.**1**) [10]. Rezidivierende Infektionen führen zu wiederholten Antibiotikatherapien. *S. aureus* hat zahlreiche Strategien entwickelt, um sich Antibiotika und Wirtsabwehr zu widersetzen [11]. Small Colony Variants (SCVs) sind in ihrem Phänotyp stark verändert, resistenter gegenüber Antibiotika und für ein Langzeitüberleben im Wirt optimiert (Abb. 2.4.**2**) [12]. Patienten mit Nachweis von SCVs sind älter, in einem schlechteren klinischen Zustand und häufiger mit *P. aeruginosa* ko-kolonisiert [13].

Methicillinresistenter *S. aureus* (MRSA) und CF

Weltweit nehmen auch bei CF-Patienten Infektionen mit MRSA zu [1]. MRSA-Infektionen stellten in einer Auswertung ein besonderes Risiko für Patienten im Alter von 8–21 Jahren dar, da sich die Lungenfunktion in dieser Altersgruppe mit MRSA signifikant schneller verschlechterte [9]. Ambulant erworbene MRSAs [14], die das zusätzliche Virulenzgen Panton-Valentin-Leukozidin (PVL) tragen, haben einen schwereren Verlauf der Erkrankung zur Folge [15].

Nachweis von β-hämolysierenden Streptokokken der Gruppe B

Selten werden β-hämolysierende Streptokokken der Gruppe B (*S. agalactiae*) aus dem Respirationstrakt isoliert. Der Nachweis von *S. agalactiae* in den Atemwegen von 11% der untersuchten CF-Patienten könnte Ausdruck eines veränderten Oberflächenfaktors sein [16].

Literatur

1 Cystic Fibrosis Foundation. Patient Registry. Annual Data Report. Bethesda, Maryland, USA; 2004
2 Souza HA, Nogueira KS, Matos AP et al. Early microbial colonization of cystic fibrosis patients identified by neonatal screening, with emphasis on Staphylococcus aureus. J Pediatr 2006; 82: 377–382
3 Lowy FD. Staphylococcus aureus infections. N Engl J Med 1998; 339: 520–532
4 Wertheim HF, Melles DC, Vos MC et al. The role of nasal carriage in Staphylococcus aureus infections. Lancet Infect Dis 2005; 5: 751–762
5 von Eiff C, Becker K, Machka K, Stammer H, Peters G. Nasal carriage as a source of Staphylococcus aureus bacteremia. N Engl J Med 2001; 344: 11–6
6 Goerke C, Kraning K, Stern M, Doring G, Botzenhart K, Wolz C. Molecular epidemiology of community-acquired Staphylococcus aureus in families with and without cystic fibrosis patients. J Infect Dis 2000; 181: 984–989
7 Ridder-Schaphorn S, Ratjen F, Dubbers A et al. Nasal Staphylococcus aureus carriage is not a risk factor for lower airway infection in young cystic fibrosis patients. J Clin Microbiol 2007; 45: 2979–2984
8 Mainz JG, Naehrlich L, Schien M et al. Concordant genotype of upper and lower airways P. aeruginosa and S. aureus isolates in cystic fibrosis. Thorax 2009; 64: 535–540
9 Sagel SD, Gibson RL, Emerson J et al. Impact of Pseudomonas and Staphylococcus infection on inflammation and clinical status in young children with cystic fibrosis. J Pediatr 2009; 154: 183–188
10 Kahl BC, Duebbers A, Lubritz G et al. Population dynamics of persistent Staphylococcus aureus isolated from the airways of cystic fibrosis patients during a 6-year prospective study. J Clin Microbiol 2003; 41: 4424–4427
11 Goerke C, Gressinger M, Endler K et al. High phenotypic diversity in infecting but not in colonizing Staphylococcus aureus populations. Environment Microbiol 2007; 9: 3134–3142
12 Kahl B, Herrmann M, Schulze Everding A et al. Persistent infection with small colony variant strains of Staphylococcus aureus in patients with cystic fibrosis. J Infect Dis 1998; 177: 1023–1029
13 Besier S, Smaczny C, von MC et al. Prevalence and clinical significance of Staphylococcus aureus small-colony variants in cystic fibrosis lung disease. J Clin Microbiol 2007; 45: 168–172
14 Vandenesch F, Naimi T, Enright MC et al. Community-acquired methicillin-resistant Staphylococcus aureus carrying the Panton-Valentine Leukocidin genes: worldwide emergence. Emerg Infect Dis 2003; 9: 978–984
15 Elizur A, Orscheln RC, Ferkol TW et al. Panton-Valentine Leukocidin-positive methicillin-resistant Staphylococcus aureus lung infection in patients with cystic fibrosis. Chest 2007; 13: 1718–1725
16 Eickel V, Kahl B, Reinisch B et al. Emergence of respiratory Streptococcus agalactiae isolates in cystic fibrosis patients. PLoS ONE 2009; 4: e4650

2.5 Bedeutung von *Pseudomonas aeruginosa* bei CF

J. Kiefer, T. O. Hirche

Vorkommen und Pathophysiologie

P. aeruginosa (von lat. aerugo = Grünspan) ist ein gramnegatives, polar begeißeltes Stäbchenbakterium der Gattung Pseudomonas. Pseudomonaden besetzen ein weites Spektrum ökologischer Feuchtnischen und kommen im Erdreich, in Gewässern und wasserleitenden Systemen, auf Pflanzen, Tieren und menschlichen Epithelien sowie als Darmflora vor (Abb. 2.5.**1**). Für Adhärenz, Invasion und Evasion der Wirtsabwehr steht *P. aeruginosa* eine Reihe von Virulenzfaktoren zur Verfügung, deren Expression u. a. von „Quorum-Sensing-abhängigen“ Regulationssystemen gesteuert wird (Tab. 2.5.**1**) (vgl. Kapitel „Genetische Komplexität als Pathogenitätsfaktor von *Pseudomonas aerugi-*

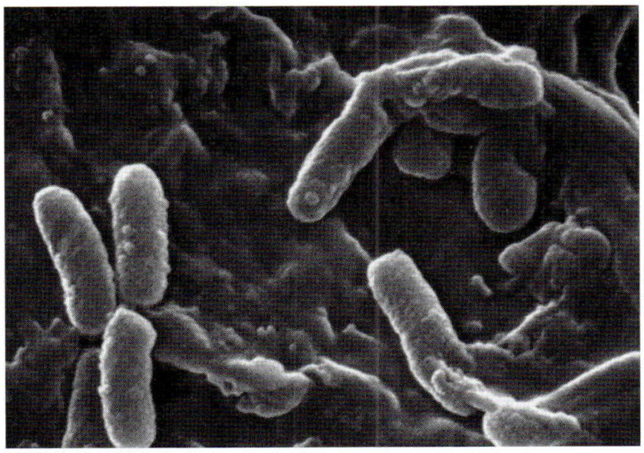

Abb. 2.5.1 Elektronenmikroskopische Abbildung von *Pseudomonas aeruginosa* (mit freundlicher Genehmigung Center for Disease Control and Prevention's Public Health Image Library).

nosa" von T.O. Hirche, J. Kiefer und J. Bojunga). Die Fähigkeit zur Biofilmbildung sichert den Bakterien Selektionsvorteile, schützt sie vor Antibiotika und ermöglicht Gentransfer. In CF-Lungen wurden vermehrt Stämme mit Defekten in methylierungsabhängigen DNA-Reparatursystemen gefunden, sogenannte Hypermutatoren. Hypermutabilität ist einerseits bedeutsam für die Entwicklung multipler Resistenzen und andererseits für eine Adaptation und Persistenz des Keimes. Bei chronischen Lungeninfektionen können sogenannte Small Colony Variants (SCVs) isoliert werden, ein Morphotyp mit starker Expression von Pilusstrukturen und effektiver Biofilmbildner (vgl. Kapitel „Entstehung und Bedeutung von Biofilmen" von S. Häußler). Bezüglich der Pathogenese und Prädisposition der CF-Atemwege für *P. aeruginosa* gibt es mehrere Hypothesen [1]. Die gängigste (sogenannte Low-volume-Hypothese) postuliert einen Defekt in der mechanischen Abwehr der Lunge, wobei CFTR-Verlust (Cystic Fibrosis Transmembrane Regulator) zu einer Volumendepletion der periziliären Atemwegsflüssigkeit, zu Ziliendyskinesie und einem konsekutiven Zusammenbruch der mukoziliären Clearance führt. Auch andere pathophysiologische Mechanismen, wie z.B. verstärkte Aktivierung von NF-κB, unkontrollierte neutrophile Inflammation, Dysregulation der Zytokine, IL-10-Defizienz, exzessive TGF-β1-Produktion, MBL-Defizienz (mannosebindendes Lektin) oder TNF-α-Überproduktion sowie vermehrte Adhäsion der *P. aeruginosa* an asialo-GM1 (ein spezielles Gangliosid), werden diskutiert.

Tabelle 2.5.1 Virulenzfaktoren von *P. aeruginosa*.

Alginat
- physikalische Abgrenzung gegen die Umwelt
- Hemmung der Chemotaxis
- Hemmung der Phagozytose
- Induktion von IL-1 und TNF-α
- Schutz vor Antibiotika
- mechanische Stabilität des Biofilms

Pili Typ IV
- Adhäsion an GM-1-Gangliosid von geschädigten Epithelzellen
- Motilität
- Zusammenhalt des Zellverbunds in den Mikrokolonien
- Biofilmbildung

Neuraminidase
- Freilegung von GM-1

Lipopolysaccharid
- Aktivator der Inflammation
- reduzierte Immunogenität bei Verlust der O-spezifischen Polysaccharidkette (z.B. im Rahmen einer chronischen Infektion)

Exotoxin A
- Hemmung von Elongationsfaktor-2 (Proteinbiosynthese)

Exoenzyme S, T, V, Y
- Hemmung u.a. der Proteinbiosynthese

Elastase
- enzymatische Degradation der Immunglobuline und des Komplements

Pyocyanine
- Hemmung konkurrierender Bakterien
- Hemmung der Zilienaktivität
- oxidative Schädigung von Wirtsfaktoren
- Induktion der Apoptose neutrophiler Granulozyten
- Hemmung der Phagozytose apoptotischer Neutrophiler durch Makrophagen

MexAB-OprM, MexCD-OprJ, MexEF-OprN u.a.
- Effluxpumpen zum Export von Virulenzfaktoren, Kommunikationssignalen, Toxinen, Antibiotika

Rhamnolipide
- Zytotoxine mit Detergent-ähnlicher Wirkung
- Destruktion von Surfactant
- Förderung der Atelektasenbildung
- Verzögerung des mukoziliären Transports
- Zerstörung von tight junctions (Rolle bei der Exazerbation)
- Dispersion des Biofilms

Alkalische Proteasen
- Destruktion von Immunglobulinen, Zytokinen (z.B. IL-1, IL-2, IFN-γ, TNF) und Komplementbestandteilen

LasA und LasB
- Spaltung von Kollagen und Elastin

Verlauf der *P.-aeruginosa*-Infektion

Typischerweise beginnt die Erstinfektion im Kindesalter im Rahmen eines unspezifischen bakteriellen oder viralen Infekts der Atemwege, bei dem dann *P. aeruginosa* nachgewiesen wird. Li et al. untersuchten bei 56 CF-Patienten den longitudinalen Verlauf einer *P.-aeruginosa*-Infektion von der Geburt bis zum 16. Lebensjahr [2]. 29% der Patienten erwarben einen nicht mukoiden *P. aeruginosa* in den ersten 6 Lebensmonaten, dabei lag der Median des Nachweises von nicht mukoiden Keimen bei einem Alter von 1 Jahr, von mukoiden Keimen bei 13 Jahren. Der Nachweis von *P. aeruginosa* ging mit einer deutlichen klinischen Verschlechterung einher. In anderen Studien wurde ein erhöhtes Risiko für den Früherwerb der Infektion bei weiblichen Patienten, Pankreasinsuffizienz, Kontakt mit *P.-aeruginosa*-positiven Patienten und Homozygotie für F508del beschrieben. Die Schwere der Lungenerkrankung ist bei Patienten mit identischem Genotyp jedoch variabel und von modifizierenden Genen sowie Umwelteinflüssen abhängig. Inzwischen konnte gezeigt werden, dass die niedrige Produktion von mannosebindendem Lektin-2 (MBL-2), eines Schlüsselproteins des innaten Immunsystems, zu einer früheren *P.-aeruginosa*-Akquisition und Verschlechterung der Lungenfunktion führt [3]. Besonders ausgeprägt war dieser Effekt bei Patienten, die zusätzlich eine hohe Produktion von TGF-β1 hatten, was für eine Interaktion der modifizierenden Gene bei CF spricht (siehe Kapitel „Einfluss genetischer Modifikatoren auf die pulmonale Infektion von CF-Patienten“ von M. Simon und H. Klose). Die Art der Diagnosestellung (z.B. klinisch vs. Neugeborenenscreening) scheint keinen Einfluss auf den Zeitpunkt der Erstakquisition zu haben [4]. Für Patienten, die *P. aeruginosa* innerhalb der ersten 5 Lebensjahre erwarben, war das Mortalitätsrisiko in den folgenden 8 Jahren jedoch 2,6-mal höher als bei Patienten mit späterer Erstakquisition [5]. In einer BAL-Studie mit 116 Kindern konnte *P. aeruginosa* in 28,4% nachgewiesen werden (medianes Alter 30,5 Monate), wobei weniger als die Hälfte der kolonisierten Kinder respiratorische Symptome aufwies [6].

Nach der initialen Akquisition ist *P. aeruginosa* häufig zunächst nur intermittierend nachweisbar. Gemäß den Leeds-Kriterien spricht man von einer intermittierenden Infektion, wenn weniger als die Hälfte der Atemwegskulturen innerhalb eines Jahres positiv waren [7]. In einer Studie an 111 CF-Kindern (Alter 0,5–6 Jahre) mit intermittierendem Nachweis von *P. aeruginosa* konnten deutlich erhöhte inflammatorische Parameter in der BAL und ein schlechterer klinischer Status im Vergleich zu Kindern ohne Nachweis gezeigt werden, sodass auch eine intermittierende Infektion nicht als banale Kolonisation betrachtet werden sollte [8]. Die klinische Symptomatik ist oft schleichend, der Verlust der Lungenfunktion gering, Bildgebung und klinische Scores lassen jedoch häufig schon eine leichte Progression erkennen. In diesem Zeitfenster kann noch die Möglichkeit zu einer Eradikation von *P. aeruginosa* aus den Atemwegen bestehen [9]. Diesbezüglich zeigen Studien, dass die konsequente antibiotische Therapie bei intermittierenden Nachweisen von *P. aeruginosa* die Entwicklung einer chronischen Infektion um bis zu 15 Jahre verzögern kann [10].

Während die Bakterien zu Beginn der Infektion noch den typischen Phänotyp des Umweltisolats zeigen, erfolgen nach der Besiedlung der Lunge eine umfangreiche Adaptation an das dortige Habitat und die Umwandlung zu einem mukoiden, Alginat produzierenden Phänotyp. Während der Ausgangsphänotyp von hoher Beweglichkeit ist und über eine vollständige Lipopolysaccharid-(LPS-)Struktur verfügt, weist der angepasste Phänotyp nur noch eine stark eingeschränkte Motilität und verkürzte LPS-Ketten auf. In der Regel wird nur noch eine reduzierte Menge an Proteasen, Exotoxinen und Siderophoren sezerniert, die Bakterien weisen eine verminderte Expression des Typ-3-Sekretionssystems auf und favorisieren ein mikroaerophiles Milieu. Die verminderte Virulenz in der Phase der chronischen Kolonisation ist Teil der effektiven Strategien von *P. aeruginosa* zur Umgehung der Wirtsabwehr [11]. Prädiktoren der mukoiden Kolonisation sind weibliches Geschlecht, F508del-Allel, reduzierte FEV_1 sowie eine negative *Staphylococcus-aureus*-Kultur. Der Nachweis von mukoidem *P. aeruginosa* ist mit einer schlechteren Prognose assoziiert [12].

Eine chronisch etablierte *P.-aeruginosa*-Infektion gilt – nach aktueller Datenlage – als nicht eradizierbar. Im fortgeschrittenen Krankheitsstadium finden sich ausgeprägte endo- und peribronchiale neutrophile Infiltrate und Entzündungsreaktionen, Bronchiektasen – sekundär zu Proteolyse und Chondrolyse – sowie hypertrophische Bronchialgefäße und Bronchialzysten. Eine chronische Infektion der Atemwege mit *P. aeruginosa* ist ein Risikofaktor für Exazerbationen der Lungenerkrankung und ein gesicherter Prädiktor für erhöhte Mortalität [13].

Zusammenfassend sind die konsequente Keimelimination durch Früheradikation, die Prävention von Kreuzinfektionen und das effektive antibakterielle Management der etablierten *P.-aeruginosa*-Infektion entscheidend für den klinischen Verlauf der Patienten.

Literatur

1 Hirche TO, Loitsch S, Smaczny C, Wagner TO. Neue Konzepte zur Pathophysiologie und Therapie der Mukoviszidose. Pneumologie 2005; 59: 811–818

2 Li Z, Kosorok MR, Farrell PM et al. Longitudinal development of mucoid Pseudomonas aeruginosa infection und lung disease progression in children with cystic fibrosis. JAMA 2005; 293 (5): 581–588

3 Dorfman R, Stanford A, Taylor C et al. Complex two-gene modulation of the lung disease severity in children with cystic fibrosis. J Clin Invest 2008; 118: 1040–1949

4 Wang SS, FitzSimmons SC, O'Leary LA et al. Early diagnosis of cystic fibrosis in the newborn period and risk of Pseudomonas aeruginosa acquisition in the first 10 years of life: A registry based longitudinal study. Pediatrics 2001; 107 (2): 274–279

5 Emerson J, Rosenfeld M, McNamaraS et al. Pseudomonas aeruginosa and other predictors of mortality und morbidity in young children with cystic fibrosis. Pediatr Pulmonol 2002; 34: 91–100

6 Douglas TA, Brennan S, Gard S et al. Acquisition and eradication of P. aeruginosa in young children with cystic fibrosis. Eur Respir J 2009; 33: 305–311

7 Lee T, Brownlee K, Conway SP et al. Evaluation of new definition for chronic Pseudomonas aeruginosa infection in cystic fibrosis patients. J Cystic Fibrosis 2003; 2: 29–34

8 Sagel S, Gibson R, Emerson J et al. Impact of Pseudomonas and Staphylococcus infection on inflammation and clinical status in young children with cystic fibrosis. J Pediatr 2009; 154: 183–188

9 Starner T, McCray P. Pathogenesis of early lung disease in cystic fibrosis: A window of opportunity to eradicate bacteria. Ann Intern Med 2005; 143: 816–822

10 Hansen CR, Pressler T, Høiby N. Early aggressive eradication therapy for intermittent Pseudomonas aeruginosa colonisation in cystic fibrosis patients: 15 years experience. J Cystic Fibrosis 2008; 7: 523–530

11 Foweraker J. Recent advances in the microbiology of respiratory tract infection in cystic fibrosis. Br Med Bull 2009; 1–18

12 Henry R, Mellis C, Petrovic L. Mucoid Pseudomonas aeruginosa is a marker of poor survival in cystic fibrosis. Pediatr Pulmonol 1992; 12: 158–161

13 Courtney JM, Bradley J, Mccaughan J et al. Predictors of mortality in adults with cystic fibrosis. Pediatr Pulmonol 2007; 42: 525–532

2.6 Burkholderia-Spezies und andere gramnegative Problemkeime bei CF

C. Conrad-Kabbe

Von Burkholder wurde 1950 der Erreger der Zwiebelfäule unter dem Namen *Pseudomonas cepacia* erstmalig beschrieben [1]. 1992 ordnete dann Yabuuchi diesen dem Genus Burkholderia zu [2]. Heute kennt man mindestens 20 verschiedene Spezies, die sich genetisch unterscheiden, man spricht von Genomovaren [3]. Der *Burkholderia-cepacia*-Komplex (BCC) umfasst 9 Genomovare (Tab. 2.6.**1**). Bei der CF-Erkrankung gelten Genomovar II und III als prognostisch besonders ungünstig.

Morphologie und biologische Eigenschaften

Das gramnegative aerobe Stäbchen ist 1–2,8 µm lang und hat einen Durchmesser von 0,8 µm. Der Nonfermenter besitzt ein Temperaturoptimum bei

Tabelle 2.6.1 Taxonomie und Biologie des *Burkholderia-cepacia*-Komplexes (BCC) (nach [4]).

Genomovar ***Speziesname***	**allgemeine Charakteristika**	**Charakteristika bei CF-Patienten**
Genomovar I *B. cepacia*	häufige Umweltspezies; enthält den Stamm ATCC 25416^T; besteht aus zwei *recA*-Abstammungslinien; Genomsequenz bestimmt für den Genomovar-I-artigen Stamm 383 (R-18194 oder ATCC17660) und den Sargasso-See-metagenomischen Stamm (SAR-1)	nicht besonders prävalent bei CF-Infektionen
Genomovar II *B. multivorans*	nicht oft kultiviert aus der natürlichen Umwelt; Multireplicon-Genom erstmalig bei dem Bodenstamm ATCC 17616 beobachtet	zweithäufigste BCC-Spezies bei CF-Infektionen; Übertragung von Patient zu Patient; mehrere Stämme mit epidemischem Ausbruch beschrieben
Genomovar III *B. cenocepacia*	kommt in der Rhizosphäre (Bodenschicht mit Wurzeln) vor; hohe genetische Diversität; mehrere phylogenetisch unterschiedliche Gruppen; Genomsequenz des ET-12-Stammes J2315 im Februar 2002 kompett bestimmt; Umweltstämme identisch mit Stämmen bei CF	Haupt-BCC-Pathogen bei CF; verursacht 70% der Fälle mit BCC-Infektionen; mehrere hoch transmissible Abstammungslinien, oft mit schlechter Prognose verbunden; Stämme mit ET-12-Abstammung verbreiteten sich in den 1990er-Jahren interkontinental unter CF-Patienten
Genomovar IV *B. stabilis*	nicht nur aus der natürlichen Umwelt kultiviert; begrenzte genomische Diversität (reflektiert im Namen der Spezies)	wichtig, aber nicht hoch prävalent bei CF-Patienten
Genomovar V *B. vietnamiensis*	wichtiges Rhizosphären-Bakterium; nützliche Eigenschaften im Reisanbau; Genomsequenz des wichtigen Bioremediation-Stammes G4 (ATCC53617 oder R-1808) bestimmt (Einsatz zur Beseitigung von Verunreinigungen und Schadstoffen)	begrenzte Prävalenz als CF-Pathogen
Genomovar VI *B. dolosa*	ein Umweltstamm beschrieben	fast nur bei CF-Infektionen; Übertragung von Patient zu Patient und epidemische Ausbrüche in den USA
Genomovar VII *B. ambifaria*	bedeutendes Rhizosphären-Bakterium; Stamm AMMD ist ein effektiver biologischer Kontrollstamm; zwei Stämme sind in den USA als Biopestizid registriert	selten als CF-Pathogen angetroffen
Genomovar VIII *B. anthina*	sowohl Umwelt- als auch klinische Stämme; kürzlich definierte Spezies	niedrige Prävalenz unter CF-Patienten
Genomovar IX *B. pyrrocinia*	wie *B. anthina*	wie *B. anthina*

30 °C. Er kommt ubiquitär in der Umwelt vor und ist anspruchslos an Nährböden. Einige Burkholderia-Arten werden für landwirtschaftliche Zwecke eingesetzt [4].

Es handelt sich um einen klassischen Nasskeim, der sich sogar in einigen Desinfektionsmitteln vermehren kann. Eine lange Überlebensdauer auf Oberflächen ist typisch. Die hohe intrinsische Resistenz gegen viele Antibiotikaklassen erschwert die Behandlung.

Klinische Bedeutung

1977 beschrieb Laraya-Cuasay die erste Infektion bei einem CF-Patienten mit *B. cepacia*. Eine Lungeninfektion mit *B. cepacia* bei CF-Patienten (3–8% der Patienten) korreliert mit einer schlechteren klinischen Prognose, einem längeren Krankenhausaufenthalt und einem höheren Mortalitätsrisiko. Nicht nur das physische, sondern auch das psychische und soziale Wohlbefinden der Patienten wird beeinflusst [5,6].

Klinisch besonders relevante Genomovare sind *B. cenocepacia* und *B. mutivorans*. Mögliche Risikofaktoren für eine Besiedlung mit BCC sind eine inhalative Colistin-Therapie und eine kontinuierliche Verabreichung staphylokkenwirksamer Antibiotika. Häufig handelt es sich um eine Spätbesiedlung. Diese kann sich unterschiedlich manifestieren als

- asymptomatische chronische Besiedlung
- langsam zunehmende klinische Verschlechterung oder
- schnell verlaufende fatale Lungenentzündung (sogenanntes Cepacia-Syndrom) [7]

Diagnostik

Bei Erstnachweis von BCC sollte die Sputumbakteriologie jeweils 2-mal an 2 verschiedenen Tagen innerhalb einer Woche wiederholt werden. Das mikrobiologische Institut muss gezielt nach BCC suchen, denn der Nachweis ist stark abhängig von der Qualität der angewendeten Nachweismethode. Grundlegend ist die Verwendung eines Selektivmediums (z. B. *B.-cepacia*-Selektiv-Agar, BCSA). Die Kulturmedien müssen dann bis zu 5 Tage bei niedriger Temperatur (30–32 °C) bebrütet werden. Bei Erstisolaten ist schließlich eine Bestätigung durch PCR oder Sequenzierung und eine Genomovar-Bestimmung notwendig.

Herausforderungen sind die Differenzierung gegenüber anderen gramnegativen Keimen sowie die Antibiotikatestung (Synergie- und Resistenztestung). Trotz zahlreicher zur Verfügung stehender Bestimmungsmethoden bleibt der äußerst heterogene Organismus *Burkholderia* schwierig zu identifizieren [8].

Wege der Keimübertragung

Der Keim wird innerhalb der CF-Population sowohl im als auch außerhalb des Krankenhauses übertragen. Die Erregerausbreitung in der Klinik kann über verunreinigte medizinische Geräte, Infusionslösungen oder als Schmierinfektion erfolgen. Außerhalb der Klinik wurden Übertragungen z. B. beim Sport oder Transport im selben Auto beschrieben. Die meisten Übertragungen wurden für Genomovar III nachgewiesen [9].

Prävention und Hygienemaßnahmen

In der CF-Ambulanz ist ein eigener Untersuchungsraum für besiedelte Patienten notwendig, sonst muss mindestens eine zeitliche Trennung (Termin am Ende der Sprechstunde) erfolgen. Der Kontakt zu anderen Patienten in der Klinik sollte möglichst vermieden werden. Entsprechende Desinfektionsmaßnahmen (Scheuer-Wisch-Desinfektion) sind nach der klinischen Untersuchung im Ambulanzraum und in den Funktionsbereichen durchzuführen.

Bei stationärer Behandlung sind die Isolation im Einzelzimmer und die Verwendung von eigenen Verneblern Grundvoraussetzungen, um eine Keimübertragung zu vermeiden. Auch die Physiotherapie sollte im Patientenzimmer erfolgen. Eine gründliche Schlussdesinfektion – inklusive der Türgriffe! – ist essenziell.

Therapie

Es liegen keine international anerkannten Therapiestandards wie für andere Problemkeime bei CF vor. Nach Erstnachweis sollte ein Behandlungsversuch als Kombinationstherapie über 2 Wochen i. v. oder 3 Wochen oral nach Antibiogramm erfolgen. Gut wirksam sind Meropenem mit Cotrimoxazol. Andere sinnvolle Kombinationspartner sind Fosfomycin und Tobramycin. Problematisch ist die hohe intrinsische Resistenz gegen viele Antibiotikaklassen sowie die schnelle Resistenzentwicklung unter Therapie [10]. Die Eradikationschance ist gering (50 %), im Verlauf kommt es jedoch manchmal zum spontanen Verlust des Keims. Ein negativer Besiedlungsstatus ist anzunehmen, wenn 3 negative Sputa im Abstand von 24 Stunden nach Beendigung der Antibiotikatherapie (frühestens nach 24 Stunden) vorliegen und diese über 6 Monate negativ bleiben.

Andere gramnegative Problemkeime bei CF

Alcaligenes spp.

Bei *A. xylosoxidans*, *A. denitrificans*, *A. faecalis*, *A. piechaudii* handelt es sich um gramnegative Stäbchen, die mikrobiologisch leicht mit Pseudomonaden verwechselt werden können. Diese Umweltkeime können wie *Burkholderia spp.* in einigen Desinfektionsmitteln überleben. Übliche Standardhygienemaßnahmen sollten eingehalten werden.

Bei CF kommen *A. spp.* als Spätbesiedler vor und können bronchopulmonale Infekte hervorrufen. Bei entsprechendem klinischem Korrelat sollte eine antibiotische Therapie nach Antibiogramm erfolgen (z. B. Carbapeneme, Chinolone, Piperacillin/Tazobactam).

Pandoraea spp.

Der gramnegative Keim kommt bei CF-Patienten bisher selten vor. Chronische Infektionen mit klinischer Verschlechterung sind möglich. Viele Antibiotikaresistenzen machen eine Behandlung schwierig. Aufgrund der nachweislich hohen Transmissibilität von *Pandoraea spp.* werden ähnlich strenge Hygienemaßnahmen wie für *Burkholderia spp.* empfohlen [11].

Stenotrophomonas maltophilia

Bei 5–20% der erwachsenen CF-Patienten kommt er als Spätbesiedler vor. Häufig sind die betroffenen Patienten *P.-aeruginosa*-positiv. Selten wird ein ungünstiger Verlauf auf das Krankheitsgeschehen bei CF beobachtet. Die Therapie sollte je nach klinischem Korrelat nach Antibiogramm erfolgen. Sinnvoll sind Cotrimoxazol, Ceftazidim und Moxifloxacin [12].

Sonstige gramnegative Erreger

Die pathophysiologische Bedeutung weiterer gramnegativer Erreger, die selten aus pulmonalen Sekreten von CF-Patienten nachgewiesen werden, ist unklar.

Literatur

1 Burkholder WH. Sour skin, a bacterial rot of onion bulbs. Phytopathol 1950; 40: 115–117
2 Yabuuchi E. Proposal of Burkholderia gen. nov. and transfer of seven species of the genus Pseudomonas homology group II to the genus, with the type species Burkholderia cepacia (Palleroni and Holmes 1981) comb. nov. Microbiol Immunol 1992; 36: 1251–1275
3 Mahenthiralingam E, Vandamme P. Taxonomy and pathogenesis of the Burkholderia cepacia complex. Chron Respir Dis 2005; 2: 209–217
4 Mahenthiralingam E, Urban TA, Goldberg JB. The multifarious, multireplicon Burkholderia cepacia complex. Nat Rev Microbiol 2005, AOP, publ. 10 Jan 2005
5 Duff AJ. Psychological consequences of segregation resulting from chronic Burkholderia cepacia infection in adults with CF. Thorax 2002; 57: 756–757
6 LiPuma JJ. Preventing Burkholderia cepacia complex infection in cystic fibrosis: is there a middle ground? J Pediatr 2002; 141: 467–469
7 Isles A. Pseudomonas cepacia infection in cystic fibrosis: an emerging problem. J Pediatr 1984; 104: 206–210
8 Mc Menamin J, Zaccone TM, Coenye T, Vandamme P, LiPuma JJ. Misidentification of Burkholderia cepacia in US cystic fibrosis treatment centers: an analysis of 1,051 recent sputum isolates. Chest 2000; 117: 1661–1665
9 Mahenthiralingam E, Baldwin A, Vandamme P. Burkholderia cepacia complex infection in patients with cystic fibrosis. J Med Microbiol 2002; 51: 533–538
10 Speert DP, Goldberg JB. Burkholderia cepacia complex and cystic fibrosis. Am J Resp Crit Care Med 2004; 170: 6–7
11 Jorgensen IM. Epidemic spread of Pandoraea apista, a new pathogen causing severe lung disease in cystic fibrosis patients. Pediatr Pulmonol 2003; 36: 439–446
12 Goss CH. Association between Stenotrophomonas maltophilia and lung function in cystic fibrosis. Thorax 2004; 59: 955–959

2.7 Genetische Komplexität als Pathogenitätsfaktor von *Pseudomonas aeruginosa*

T. O. Hirche, J. Kiefer, J. Bojunga

Inzwischen gilt als gesichert, dass eine chronische Infektion durch *P. aeruginosa* mit einer deutlich vermehrten Morbidität und auch Mortalität betroffener CF-Patienten einhergeht. Dennoch sind die Mechanismen der Pathogenität von *P. aeruginosa* in der CF-Lunge weiter unklar [1].

Die Sequenzierung des Genoms von *P. aeruginosa* erlaubt wesentliche Einblicke in die Rolle des Keims als Pathogen [2]. Die erste wesentliche Erkenntnis ist die Größe des Chromosoms von *P. aeruginosa*, welches mit 6,3 mbp die Größe anderer sequenzierter bakterieller Chromosomen deutlich übersteigt. Da Bakterien keine Introns (Bereiche nicht kodierender DNA) besitzen, reicht die Zahl der resultierenden angenommenen Gene (predicted open reading frames, ORF) von *P. aeruginosa* mit 5570 ORF sogar an die komplexer eukaryonter Organismen heran (Drosophila melanogaster 13 600 ORF, Mensch 25 000 ORF) (Tab. 2.7.**1**).

Die zweite wesentliche Erkenntnis stammt aus der Annotation der Gene, d.h. der Zuordnung zu spezifischen Genprodukten und deren biologischen Funktionen. Hier weist *P. aeruginosa* einen besonders großen Pool an Transport- und Enzymsystemen auf, welche die Aufnahme und Verstoffwechselung eines breiten Substratrepertoires erlauben und die besondere Auxotrophie des Keims erklären (Tab. 2.7.**2**). Weiterhin weist *P. aeruginosa* einen vergleichsweise hohen Anteil an Sekretions- und Effluxsystemen auf (bis 1,5% der ORF), deren bedeutende biologische Funktion u.a. im Export von Virulenzfaktoren (z.B. Toxinen) sowie in der Elimination von Giftstoffen (z.B. Antibiotika) liegt. Von besonderer Bedeutung erscheint die große Zahl an Transkriptionsregulatoren (bis 9% ORF), die *P. aeruginosa* eine Adaptation an multiple Biotope auch unter sich verändernden Umweltbedingungen erlaubt. Dazu gehört die Möglichkeit zur adaptiven Resistenzbildung, z.B. durch Induktion von Multidrug-Effluxsystemen (MEX), durch Modulation der Expression/Konfirmation bakterieller Zielstrukturen (drug targets), durch enzymatische Degradation/Modifikation von Antibiotika, durch Nutzung kompensatorischer/redundanter Stoffwechselwege bei exogen induzierter Blockade etc.

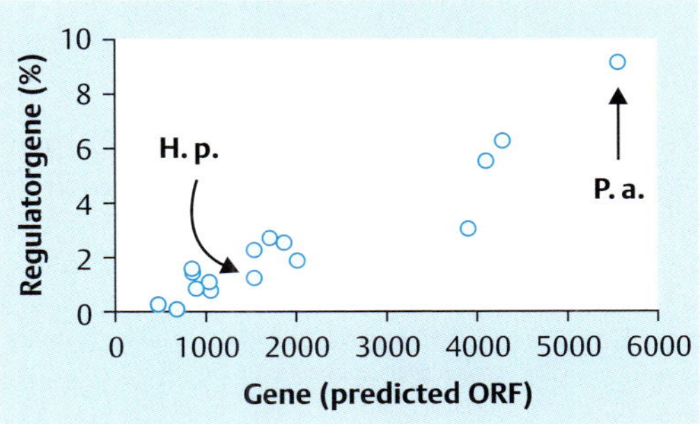

Abb. 2.7.**1** Regulatorgene von *P. aeruginosa* und von *Helicobacter pylori* (nach [2]).

Tabelle 2.7.**1** Größe des Chromosoms von *P. aeruginosa* im Vergleich.

	H. pylori	*P. aeruginosa*	Drosophila	Mensch
Basenpaare (absolut)	1,7 mbp	6,3 mbp	120 mbp	3000 mbp
Gene (predicted ORF)	1500	5570	13 600	25 000

Tabelle 2.7.**2** Annotation der Gene von *P. aeruginosa*.

Membran-Transportsysteme	> 500 (10%)
Enzymsystem	> 400 (7,3%)
Sekretions-/Effluxsysteme	> 80 (1,5%)
Transkriptionsregulation	> 500 (9%)

Im Vergleich verwendet *Helicobacter pylori* nur 1,5% seiner ORF auf die Regulation der Transkription, wodurch sich die enge biologische Nische dieses Keims erklärt (Abb. 2.7.**1**, modifiziert nach [2]).

Neben dem beschriebenen fixen Genpool von *P. aeruginosa* existiert ein relevanter Anteil eines sogenannten flexiblen Genpools, der durch horizontalen Gentransfer (z.B. über Konjugation/Transduktion) erweitert werden kann. Über diesen Mechanismus können Virulenzfaktoren (z.B. Adhärenz- und Invasionsfaktoren, Toxine, Antibiotikaresistenzen) ausgetauscht werden, wodurch sich

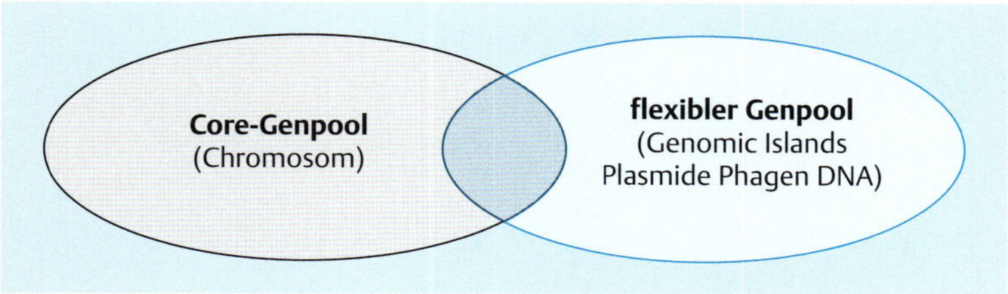

Abb. 2.7.**2** Fixer (Core-Genpool) und flexibler Genpool von *P. aeruginosa*.

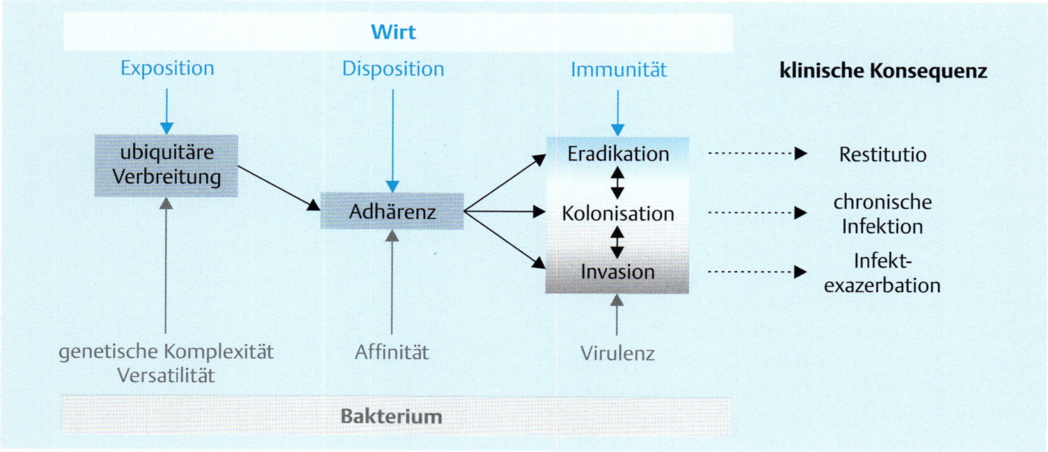

Abb. 2.7.**3** Pathogenese der pulmonalen Infektion mit *P. aeruginosa*.

die unterschiedliche Pathogenität verschiedener Subspezies erklären lässt (Abb. 2.7.**2**).

Zusammenfassend korreliert bei *P. aeruginosa* die Genomgröße und -komplexität direkt mit der biologischen Versatilität des Keims und erlaubt die Adaptation an ein breites Wirtsspektrum und die ubiquitäre Verbreitung in der Umwelt (Abb. 2.7.**3**).

Gemäß der aktuellen Hypothese zur Pathogenese der CF-Lungenerkrankung stellt die Retention visköser Sekrete in den CF-Atemwegen eine Barriere für die Diffusion von Sauerstoff dar. Die entstehende epithelnahe Hypoxie wird durch vermehrten Sauerstoffverbrauch von Bakterien und Entzündungszellen weiter verstärkt [3]. In der Folge werden epitheliale Strukturen zerstört und wird die sauerstoffabhängige Funktion der zellulären Immunität inhibiert, wodurch sich die Disposition der CF-Atemwege für die Adhärenz und Kolonisierung durch Bakterien erklärt. Es wird postuliert, dass *P. aeruginosa* aufgrund seiner genetischen Komplexität und Versatilität in dem entstehenden Milieu der CF-Atemwege einen Selektionsvorteil gewinnt. Durch Bildung von Makrokolonien und Biofilmen schützt sich *P. aeruginosa* wirksam vor der Immunantwort des Wirts und begründet die chronische Kolonisation. Bei Störung des Gleichgewichts zwischen Virulenz der Keime und Immunität des Wirts kann die Kolonisierung in eine invasive Infektion übergehen und sich klinisch z. B. als Infektexazerbation manifestieren. Eine Eradikation von *P. aeruginosa* aus der CF-Lunge gelingt nur in frühen Phasen der Kolonisation und unter aggressivem Einsatz antiinfektiver Therapiestrategien (Abb. 2.7.**3**).

Literatur

1 Hirche TO, Wagner TO. Mukoviszidose. In: Matthys H, Seeger W, Hrsg. Klinische Pneumologie. 4. Auflage. Heidelberg: Springer Verlag; 2008
2 Stover CK, Pham XQ, Erwin AL et al. Complete genome sequence of Pseudomonas aeruginosa PA01, an opportunistic pathogen. Nature 2000; 406: 959–964
3 Worlitzsch D, Tarran R, Ulrich M et al. Effects of reduced mucus oxygen concentration in airway Pseudomonas infections of cystic fibrosis patients. J Clin Invest 2002; 109: 317–325

3 Diagnostik der pulmonalen Infektion

3.1 Klinische Definition akute vs. chronische Infektion

R. Walther, M. Baier, C. Kroegel

Allgemeines

Infektionskrankheiten sind seit Jahrtausenden bekannt. Sie werden durch Mikroorganismen (subzelluläre, infektiöse Objekte: Prionen, Viroide, Viren, prokaryontische Bakterien, eukaryontische Pilze, Protozoen sowie metazoische Tiere: parasitisch lebende Helminthen und einige Arthropoden) hervorgerufen. Ein Beweis dafür, dass eine dieser Ursachen einer Infektion zugrunde liegt, ist dann gegeben, wenn die Henle-Koch-Rivers-Postulate erfüllt sind (Abb. 3.1.**1**). Bei einer Reihe von Infektionen können sie jedoch nicht in dieser streng formulierten, sondern nur in einer modifizierten Form erfüllt werden.

Allgemein definiert man Infektion (lat. inficere = etwas hineintun, vergiften) als das Eindringen und die Vermehrung von Mikroorganismen in einen Makro- bzw. Wirtsorganismus. Sie kann als stumme Infektion (durch Einwirkung eines Infektionserregers oder dessen Produkte, z. B. Toxine, hervorgerufene Reaktion ohne klinische Symptome) oder als Infektionskrankheit (durch Einwirkung eines Infektionserregers oder dessen Produkte, z. B. Toxine, hervorgerufene lokale oder systemische Reaktion mit erregerspezifischen, meist typisch in Stadien ablaufenden klinischen Symptomen und Laborbefunden) in Erscheinung treten. Demgegenüber ist die Kolonisation (Anwesenheit von Mikroorganismen auf Haut oder Schleimhaut ohne Eindringen ins Gewebe, z. B. Normalflora) abzugrenzen.

Für das Entstehen, das klinische Bild, die Schwere und den Ausgang einer Infektionskrankheit spielt einerseits der „Gast“ (Aggressionsfaktoren eines pathogenen Agens) und andererseits der „Wirt“ (Abwehrmechanismen gegen einen pathogenen Mikroorganismus) eine wesentliche Rolle (Abb. 3.1.**2**).

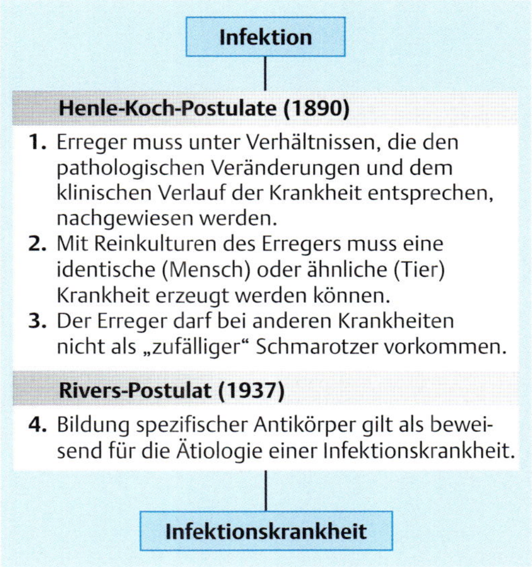

Abb. 3.1.**1** Henle-Koch-Rivers-Postulate.

Risikofaktoren einer Infektion

Störungen der spezifischen und/oder unspezifischen Infektabwehr prädisponieren für Infektionen. Neben der Unterbrechung intakter Barrieren (Haut- und Schleimhautwunden) spielen insbesondere sekundäre Defekte der Immunabwehr bei der Infektgenese eine Rolle (Unterernährung, Alter, Alkoholismus, Stoffwechselstörungen, Autoimmunerkrankungen, Malignome, immunsuppressive bzw. -modulierende Therapie). Primäre, angeborene Defekte des Komplement- und Phagozytosesystems oder B- und T-Lymphozyten-Defekte sind selten [1]. In Tab. 3.1.**1** sind Faktoren zusammengefasst, die das Risiko einer Infektion bei CF-Patienten erhöhen.

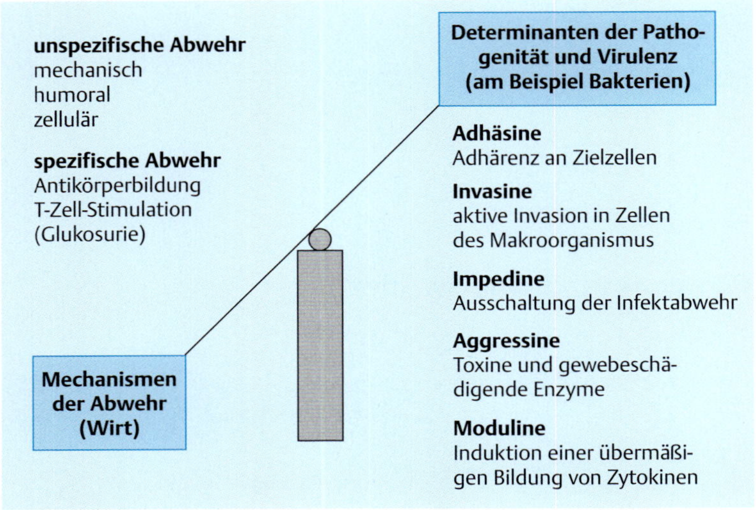

Abb. 3.1.**2** Gast-Wirt-Beziehungen.

Tabelle 3.**1.1** Risikofaktoren für Infektionen bei CF-Patienten.

- Malabsorption/Gedeihstörungen
- rezidivierende (pulmonale) Infekte
- gestörtes Abwehrsystem (Inaktivierung antimikrobieller Substanzen durch erhöhten Salzgehalt, Mangel an Abwehrstoffen infolge Fehlfunktion des CFTR, überschießende Immunreaktion
- Hyperproteinämie
- Mangel an Vitaminen, Spurenelementen, essenziellen Fettsäuren
- gestörter Fettsäurestoffwechsel
- psychische Probleme (Depression, emotionaler Stress, Therapie)

Multiorganerkrankung
sinupulmonale Infektionen – gastroenterologische Störungen – Ernährungsstörungen – Salzverlustsyndrome – androgenitale Störungen – psychische Störungen

Folgen einer Infektion

Die klinische Symptomatik und die Folgen einer Infektion beruhen auf der Wirkung schädigender Noxen der Mikroorganismen, der Geschwindigkeit ihrer Vermehrung und ihrer Verbreitung sowie der Intensität der Abwehrreaktion. So können pathogene Keime im Rahmen einer akuten Infektion einerseits durch die Immunantwort eliminiert werden und zu einer Immunität führen. Andererseits können sie durch schnelle Vermehrung, übermäßige Toxinproduktion und/oder Auslösung einer überschießenden Entzündungsreaktion schwer beherrschbare Krankheitsbilder verursachen, die im Einzelfall tödlich verlaufen können. Gelingt eine Erregerelimination nicht und kommt es zur Erregerpersistenz, können chronische Infektionen aufrechterhalten werden (Abb. 3.1.**3**).

Definitionen

Allgemein

Nach dem zeitlichen Ablauf der Krankheitserscheinungen unterscheidet man akute und chronische Infektionen. Die Exazerbation nimmt eine Sonderstellung ein (Tab. 3.1.**2**).

Definitionen am Beispiel von *Pseudomonas aeruginosa* bei CF-Patienten

Die pulmonale Manifestation der cystischen Fibrose verursacht ca. 90% der krankheitsspezifischen Mortalität [2]. Insbesondere das Vorkommen von *P. aeruginosa* beschleunigt die Erkrankung (niedrige FEV_1 bereits im Kindesalter, progredienter Abfall der FEV_1 trotz optimalen Atemwegsmanagements, erhöhte Mortalitätsrate sowie kürzere Lebenserwartung) und verdient daher besondere Beachtung [3]. Die mikrobiologische Terminologie steht hier in Diskrepanz zur klinischen Bedeutung. Bei CF-Patienten ist es von Bedeutung, bereits eine Erstbesiedlung möglichst früh nachzuweisen und bei positivem Befund eine Eradikation der Pseudomona-

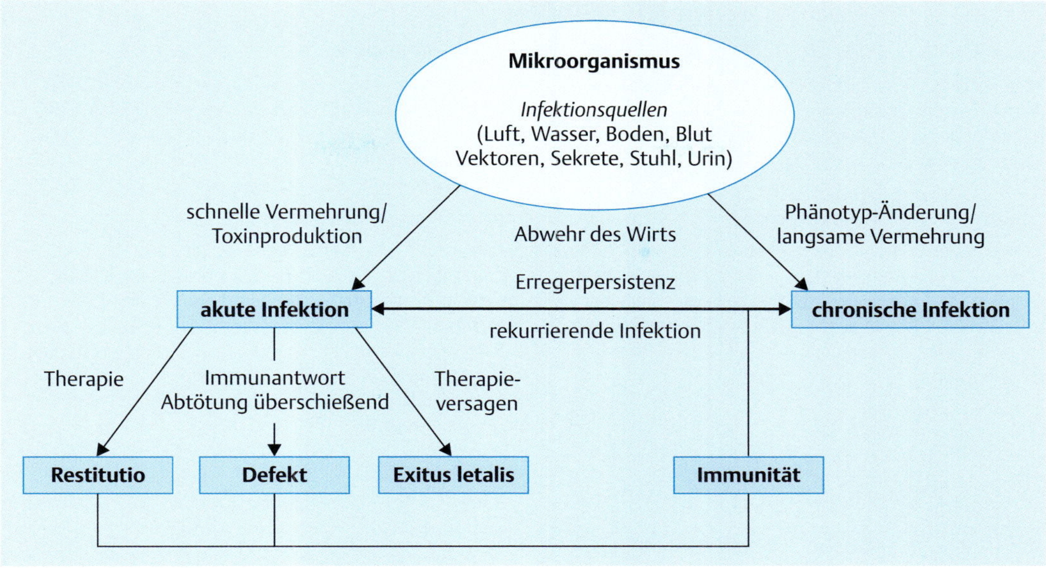

Abb. 3.1.**3** Mögliche Folgen einer Infektion.

Tabelle 3.**1.2** Allgemeine Definitionen.

akute Infektion	**Exazerbation**	**chronische Infektion**
rasche, plötzliche Veränderung des Gesundheitszustands mit Neuauftreten typischer klinischer und paraklinischer Symptome/Zeichen, die eine schnelle diagnostische und/oder therapeutische Intervention notwendig machen	akute Verschlechterung einer bisher stabilen Erkrankung mit Zunahme der für die Krankheit typischen (klinischen/paraklinischen) Symptome/Zeichen, die eine Intensivierung oder Änderung der Behandlung erforderlich machen	sich allmählich entwickelnde Veränderung der Gesundheits- oder eines Krankheitszustands mit Nachweis typischer klinischer oder paraklinischer Symptome/Zeichen, die gegebenenfalls eine diagnostische Intervention/Kontrolle notwendig machen, bei Stabilität (der zugrunde liegenden Erkrankung) eine (Änderung oder Intensivierung der) Therapie nicht zwingend erfordern

den zu versuchen. Zur Abgrenzung zwischen Kolonisation und Infektion werden vielfach präzipitierende Antikörper gegen die Pseudomonas-Antigene alkalische Protease, Elastase und Exotoxin A verwendet [4] (Tab. 3.1.**3**). Eine klinisch orientierte Einteilung der chronischen *P.-aeruginosa*-Infektion, basierend auf der Bakterienkultur im Sputum/Abstrich der letzten 12 Monate, geben Lee et al. in ihrer Arbeit [3] (Tab. 3.1.**4**).

Exazerbationen von Erkrankungen sind für Patienten relevante Ereignisse, die mit einer Einschränkung ihrer Lebensqualität verbunden sind. Die frühzeitige Erkennung einer pulmonalen Infektion ist bei CF-Patienten von besonderer Bedeutung, um durch zeitnahe Intensivierung der Therapie den Progress und das Ausmaß der Erkrankung zu minimieren.

Tab. 3.1.**5** zeigt diagnostische Kriterien einer pulmonalen Exazerbation, wobei bis dato keine allgemein akzeptierte Definition existiert.

Literatur

1 Kayser FH, Bienz KA, Eckert J, Zinkernagel RM, Hrsg. Medizinische Mikrobiologie. 9. Aufl. Stuttgart, New York: Thieme; 1998
2 Paul K, Ratjen F, Schuster A. Pulmonale Manifestation der Zystischen Fibrose. Monatsschr Kinderheilkd 2001; 149: 222–238

Tabelle 3.1.3 Definitionen des Pseudomonas-Vorkommens bei CF-Patienten [4].

pulmonale Besiedlung	**pulmonale Infektion**
Nachweis von *P. aeruginosa* in den unteren Atemwegen **ohne** direkte (Entzündung, Fieber u. a.) oder indirekte (spezifische Antikörper) Zeichen einer Infektion oder Gewebeschädigung	Nachweis von *P. aeruginosa* in den unteren Atemwegen **mit** direkten oder indirekten Zeichen einer Infektion oder Gewebeschädigung (falls kein Sputum oder Kultur negativ → 2-facher Nachweis spezifischer Antikörper für die Diagnose der Infektion ausschlaggebend)
chronische pulmonale Besiedlung	**chronische pulmonale Infektion**
rezidivierender Nachweis von *P. aeruginosa* in den unteren Atemwegen über mindestens 6 Monate, basierend auf mindestens 3 positiven Kulturen, die im Abstand von mindestens 1 Monat entnommen wurden, **ohne** direkte oder indirekte Zeichen einer Infektion oder Gewebeschädigung	rezidivierender Nachweis von *P. aeruginosa* in den unteren Atemwegen über mindestens 6 Monate, basierend auf mindestens 3 positiven Kulturen, die im Abstand von mindestens 1 Monat entnommen wurden, **mit** direkten oder indirekten Zeichen von Infektion oder Gewebeschädigung (falls kein Sputum oder Kultur negativ → 2-facher Nachweis spezifischer Antikörper für die Diagnose der Infektion ausschlaggebend)

Tabelle 3.1.4 Leeds-Kriterien [3].

chronische Infektion	positiver *P.-aeruginosa*-Kulturnachweis in der Mehrzahl der Monate (> 50%), in denen Proben gewonnen wurden
intermittierende Infektion	positiver *P.-aeruginosa*-Kulturnachweis in ≤ 50% der Monate, in denen Proben gewonnen wurden
frei von Infektion	kein Wachstum von *P. aeruginosa* in den letzten 12 Monaten bei vorheriger positiver Kultur
nie infiziert	bisher immer negative Kulturen im Sputum oder Abstrich

3 Lee TWR, Brownlee KG, Conway SP, Denton M, Littlewood JM. Evaluation of a new definition for chronic Pseudomonas aeruginosa infection in cystic fibrosis patients. J Cyst Fibros 2003; 2: 29–34
4 Dockter G. Definition der Erstinfektion mit P. aeruginosa. CF-Report 2008; 2: 3
5 Doring G, Conway SP, Heijerman HG, Hodson ME, Høiby N, Smyth A, Touw DJ. Antibiotic treatment against Pseudomonas aeruginosa in cystic fibrosis: A European consensus. Eur Respir J 2000; 16: 749–767
6 Goss CH, Burns JL. Exacerbations in cystic fibrosis – 1. Epidemiology and pathogenesis. Thorax 2007; 62: 360–367

Tabelle 3.1.5 Diagnostische Kriterien einer pulmonalen Exazerbation [6].

nach Fuchs et al.: 4 von 12 Zeichen/Symptomen	**nach Ramsey et al.: mindestens 2 von 7 Zeichen/Symptomen**
▪ Temperatur > 38 °C ▪ vermehrt Husten ▪ Veränderung des Sputums ▪ Anorexia oder Gewichtsverlust ▪ Malaise, Müdigkeit, Lethargie ▪ Hämoptoe ▪ Sinus maxillaris/frontalis-Klopfdolenz ▪ Nasensekret verändert ▪ Lungenfunktion > 10% schlechter ▪ vermehrt Dyspnoe ▪ Änderung des Auskultationsbefundes ▪ Röntgen: Verdacht auf Infiltrate	▪ Fieber (oral) > 38 °C ▪ 50% Zunahme des Hustens ▪ 50% Zunahme des Sputumvolumens ▪ Appetitverlust ▪ Gewichtsverlust mindestens 1 kg ▪ Fehlen in der Schule/bei der Arbeit ▪ Symptome eines Infekts (HNO) ▪ Diese Symptome müssen mit mindestens 1 von folgenden 3 Kriterien vorhanden sein: ▪ Abnahme von FVC (Forced Vital Capacity) > 10% ▪ Atemfrequenz-Zunahme mindestens 10 ▪ Leukozytenzahl im Blut > 15 000/mm^3

3.2 Diagnostik und Monitoring einer Infektion

R. Walther, M. Baier, C. Kroegel

Vorgehen bei Verdacht auf eine Infektion

Bei jeder akut auftretenden Erkrankung, insbesondere wenn sie mit Fieber einhergeht, gilt es, eine Infektionskrankheit auszuschließen. Tab. 3.2.**1** gibt einen allgemeinen Überblick über das Vorgehen bei Verdacht auf eine Infektion. Typische klinische Allgemeinsymptome einer Infektionserkrankung sowie spezifische Aspekte bei CF-Patienten sind in Abb. 3.2.**1** dargestellt.

CF-spezifische Diagnostik und Monitoring

Die CF ist eine autosomal-rezessive Erbkrankheit, die durch eine Mutation in einem der Gene verursacht wird, die für das CFTR-Protein kodieren. Die-

Tabelle 3.2.**1** Diagnostik bei Infektionserkrankungen.

- klinischer Verdacht (Symptomatik)
- Anamnese und klinische Untersuchung
- Labordiagnostik/mikrobiologische Diagnostik
  - direkter Erregernachweis: Mikroskopie, Kultur (Anzucht, Identifikation, Antibiogramm), NAT (Nukleinsäure-amplifizierende Verfahren), Antigennachweis
  - indirekter Erregernachweis: Serologie, Nachweis spezifischer T-Zellen
- Lungenfunktion, evtl. Belastungstest
- Oxymetrie/Blutgasanalyse
- EKG, Echo
- radiologische Diagnostik
- Interpretation der Ergebnisse durch den **behandelnden** Arzt
- Einleitung einer spezifischen Therapie

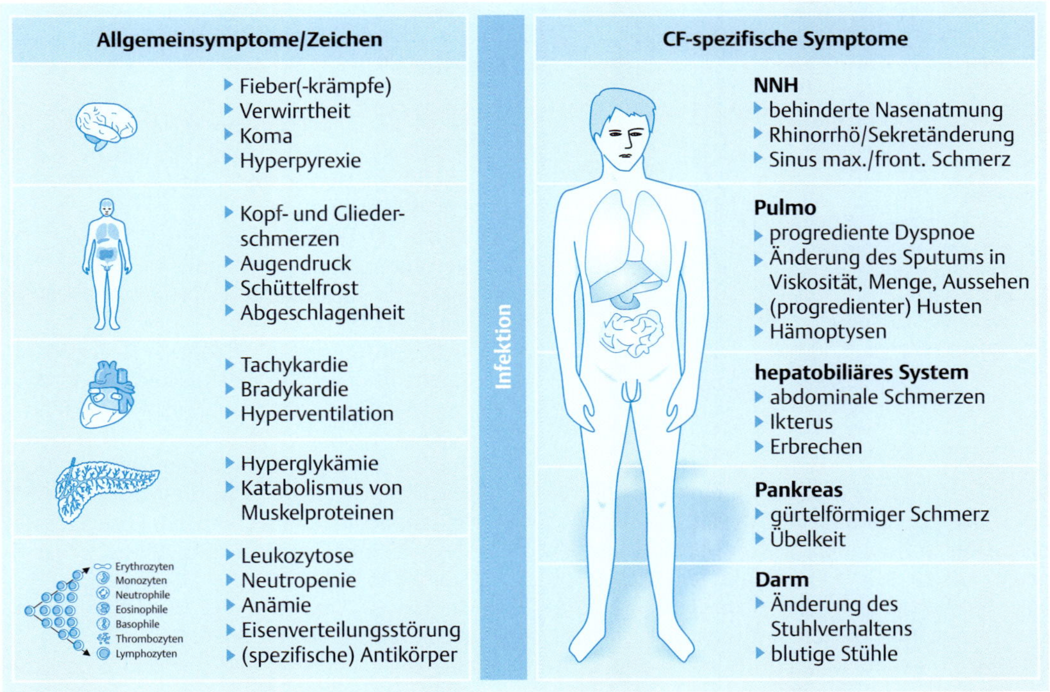

Abb. 3.2.**1** Symptome bei Infektionskrankheiten.

Tabelle 3.2.2 Diagnostik bei CF-Patienten [1,4–10].

Allgemein
Blutbild, Differenzialblutbild, Entzündungsmarker (CRP, BSG, PCT, IL-6/IL-8), Immunelektrophorese, Elektrolyte, Glukose, Retentionswerte, Kulturen (Blut, Urin)

sinupulmonales System
- vordere Rhinoskopie
- nasale Lavage/Nasenabstrich
- (induziertes) Sputum/Rachenabstrich
- VOC (Volatile Organic Compounds)
- BAL
- Serologie auf atypische Erreger (Mykoplasmen, Chlamydien, Q-Fieber, ggf. Legionellen-Ag im Urin)
- Neutrophilenmarker (HNL, MPO, Elastase, Lactoferrin, Lysozym)
- Gesamt-IgE, spezifisches IgE/IgG gegen Aspergillus fumigatus
- rekombinante Aspergillus-Antigene (rAsp 1,2,3,4,6)
- Immunglobuline quantitativ (IgG)
- spezifische Pseudomonas-Ak (ExoA, CF-IgG oder CIE)
- Lungenfunktion, Pulsoxymetrie, Blutgasanalyse
- Belastungstest (z. B. 6-Minuten-Gehtest)
- Dyspnoeeinteilung (z. B. nach MMRC-Skala)
- Röntgen-Thorax
- bei Exazerbation: low-dose CT-Thorax bzw. MRT-Thorax

hepatobiliodigestives System
- ASAT, ALAT, γ-GT, GLDH, Bilirubin, alkalische Phosphatase, LDH
- Quick, PTT, Laktat, Ammoniak, ggf. Serumkollagen IV, TIMP-I, Gluthation-S-Transferase
- Vitamine A, D, E, K
- (Doppler-)Sonografie, MRT, MRCP, ERCP, Biopsie

Pankreas
- Lipase, Elastase 1, Amylase, LDH
- Elastase-1-Konzentration im Stuhl, quantitative Stuhlfettbestimmung über 3 Tage
- OGTT, HbA1c
- Sonografie, CT-Abdomen, MRCP, ERCP, Endosonografie

se genetisch bedingte CFTR-Dysfunktion führt zu einer Transportstörung von Salz und Wasser durch epitheliale Membranen, welche die Bildung von hochviskösem Sekret der exokrinen Drüsen zur Folge hat. Betroffen sind vor allem die Schweißdrüsen, das hepatobiliodigestive System, das Pankreas, die sekretorischen Geschlechtsorgane sowie die Atemwege. Der Sekretverhalt führt zu Obstruktion und disponiert zur Besiedlung mit Mikroorganismen und damit zu inflammatorischen Prozessen im Sinne einer akuten oder chronischen Infektion [1,2]. Dieser Systemcharakter und die Überlagerung möglicher Krankheitssymptome machen regelmäßige Kontrolluntersuchungen notwendig.

Je nach Ausmaß der Erkrankung und des Alters sollten CF-Patienten alle 1–3 Monate untersucht werden. Die kontinuierliche Erfassung des klinischen Allgemeinzustands mit Hilfe eines Scoresystems (z. B. Shwachman-Kulczycki-Score) kann bei Veränderung erste Hinweise auf einen Progress der Erkrankung oder Exazerbation geben [3]. In Abhängigkeit von den geklagten Symptomen sollte dann neben der CF-spezifischen Kontrolldiagnostik eine organbezogene Befunderhebung erfolgen. Tab. 3.2.2 gibt einen Überblick über die symptomabhängigen Maßnahmen.

Anhand der gewonnenen Befunde folgt nach Interpretation des behandelnden Arztes die Abwägung über die Notwendigkeit und Intensivierung der Therapie.

Die Deeskalation der therapeutischen Maßnahmen und das Entlassungsmanagement sollten nach klinischen und paraklinischen Befunden erfolgen und das Erreichen des vor der Infektion bestandenen Zustands des Patienten zum Ziel haben.

Literatur

1 Boeck KD. Diagnostische Verfahren, klinische Merkmale und Beratung bei Mukoviszidose (cystischer Fibrose, CF). Ann Nestlé 2006; 64: 121–132

2 Hirche TO, Loitsch S, Smaczny C, Wagner TOF. Neue Konzepte zur Pathophysiologie und Therapie der Mukoviszidose. Pneumologie 2005; 59: 811–818

3 Kerem E, Conway S, Elborn S, Heijerman H. Standards of care for patients with cystic fibrosis: a European consensus. J Cyst Fibros 2005; 4: 7–26

4 Pressler T, Karpati F, Granström M et al. Diagnostic significance of measurements of specific IgG antibodies to Pseudomonas aeruginosa by three different serological methods. J Cyst Fibros 2009; 8: 37–42

5 Dockter G. Diagnostik und Therapie aus klinischer Sicht. CF-Report 2004; 3: 3

6 Nüßlein T. Klinische Relevanz und Diagnostik. CF-Report 2004; 3: 20

7 Pfäfflin A, Schleicher E. Inflammation markers in point-of-care testing (POCT). Anal Bioanal Chem 2009; 393: 1473–1480
8 Mainz JG, Naehrlich L, Schien M et al. Concordant genotype of upper and lower airways P. aeruginosa and S. aureus isolates in cystic fibrosis. Thorax 2009; 64: 535–540
9 Sturm E. Indikation zur invasiven Leberdiagnostik bei CF. CF-Report 2007; 2: 9–10
10 Kappler M. Lebererkrankung bei CF: Klinik und Therapie. CF-Report 2005; 3: 15–16

3.3 Mikrobiologische Diagnostik von Atemwegsinfektionen bei CF

S. Besier

Materialgewinnung und Transport

Die mikrobiologische CF-Diagnostik erfolgt aus Sekreten des Respirationstrakts, die vor Beginn einer antibiotischen Therapie gewonnen werden sollten. Im Rahmen der Surveillance wird empfohlen, ca. 4 Materialien pro Jahr zu untersuchen. Eine zusätzliche Untersuchung ist bei jedem akuten Infekt bzw. jeder akuten respiratorischen Verschlechterung angezeigt. Für die Surveillance eignen sich bei expektorierenden Patienten Sputumproben und bei nicht expektorierenden Patienten tiefe Rachenabstriche. Instrumentell gewonnene Materialien, wie z. B. die bronchoalveoläre Lavage, sollten bei schweren Infektionen und transplantierten Patienten in Betracht gezogen werden [1–3].

Beim Probentransport ist zu berücksichtigen, dass die Beförderung von ansteckungsgefährlichen Materialien als Gefahrguttransport gilt. Die Materialien sind somit als diagnostische Probe der UN-Nr. 3373 zu klassifizieren und bei einem Transport über öffentliche Straßen in einer Verpackung nach P650 zu transportieren. Diese besteht aus einer Primärverpackung (Probengefäß), einer Sekundärverpackung (Schutzgefäß) und einer Umverpackung (gepolsterte Papierhülle oder Faltschachtel). Bei flüssigen Materialien müssen Probengefäß und Schutzgefäß flüssigkeitsdicht sein, und zwischen beiden muss ausreichend saugfähiges Material angeordnet sein [4]. Der Zeitraum bis zur Verarbeitung im Labor sollte möglichst kurz gehalten werden (ideal 1–2 Stunden), um ein Überwuchern von langsam mit schnell wachsenden Keimpopulationen zu verhindern. Eine Kühlung der Materialien wird nur im Rahmen einer Keimzahlbestimmung empfohlen [2].

Mikrobiologische Nachweistechniken

Nach Eingang im Labor sollte das Material aufgrund der CF-typischen Besonderheiten, wie z. B. des Vorkommens ungewöhnlicher Phänotypen und seltener Bakterienspezies, von geschultem Personal bearbeitet werden. Eine mikroskopische Untersuchung vor der Materialanlage wird nicht allgemein empfohlen. Respiratorische Materialien mit hoher Viskosität sollten vor der weiteren Verarbeitung zunächst homogenisiert werden (z. B. mit Dithiothreitol). Bei der kulturellen Anlage ist zum gezielten Nachweis CF-relevanter Erreger aufgrund der hohen Erregermengen der Einsatz von Selektivnährmedien neben der Verwendung von Universalnährböden erforderlich [1–3]. Die Kultur sollte somit die in Abb. 3.3.**1** genannten Medien umfassen. Der Blutagar ermöglicht in diesem Zusammenhang die Anzucht der meisten bakteriellen Erreger respiratorischer Infektionen, der Kochblutagar Wachstum von *H. influenzae* und der Laktose-Indikator-Agar den selektiven Nachweis gramnegativer Keime. Bei entsprechenden Fragestellungen sollten auch ein Medium zum Pilznachweis (z. B. Sabouraud-Dextrose-Agar) und Medien zum Nachweis von Mykobakterien mitgeführt werden. Gemäß Literatur [2] ist im Rahmen der mikrobiologischen Routineuntersuchungen auch eine Stufendiagnostik (Tab. 3.3.**1**) möglich. Dabei orientiert sich die Wahl der Kulturverfahren am mikrobiologischen Vorbefund und wird je nach vorbestehender Kolonisation stufenweise angepasst. Bei fortbestehenden Krankheitszeichen ohne Erregernachweis oder bei einer Exazerbation muss die mikrobiologische Diagnostik jedoch entsprechend erweitert werden.

Grundsätzlich sollten alle relevanten Erreger, einschließlich dominanter Morphotypen, isoliert,

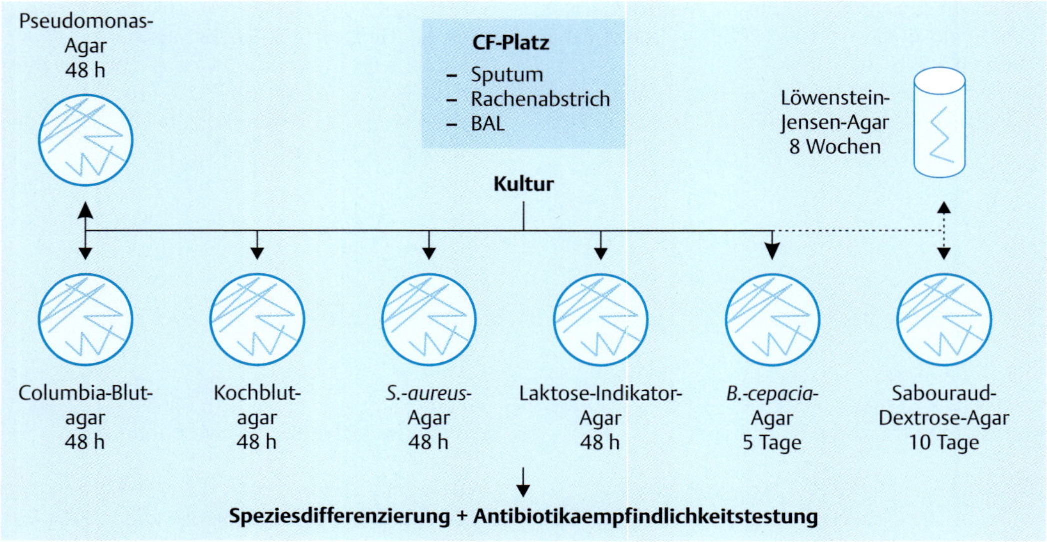

Abb. 3.3.**1** Mikrobiologische Standarddiagnostik bei CF.

Tabelle 3.**3.1** Mikrobiologische Stufendiagnostik bei CF [2].

Stufe	mikrobiologischer Vorbefund	Kulturmedien
0	Kolonisation mit *P. aeruginosa* oder anderen Nonfermentern nicht bekannt	Blutagar, Kochblutagar, Laktose-Indikator-Agar, Pseudomonas-Agar, *B.-cepacia*-Selektivagar
1	2–3-maliger kultureller Nachweis von *P. aeruginosa* oder anderen Nonfermentern	Kulturmedien der Stufe 0 + *S.-aureus*-Selektivnährmedium
2	Kolonisation mit Leitkeim seit > 1 Jahr bekannt	Kulturmedien der Stufe 1 + Meropenem-Agar + quantitative Kultur

individuell auf ihre Antibiotikaempfindlichkeit getestet und bei unterschiedlichem Resistenzmuster separat befundet werden. Die Agardiffusion und insbesondere die manuelle MHK-Bestimmung mittels Mikrodilution, als bevorzugte Methoden zur Empfindlichkeitsprüfung, sind entsprechend etablierten Standards durchzuführen (CLSI, DIN). Bei langsam wachsenden Isolaten ist auf eine ausreichend lange Bebrütungsdauer zu achten [1–3]. Zwar wird die Korrelation zwischen Resistenztestung in vitro und klinischem Ansprechen der CF-Patienten oftmals als unzureichend beschrieben, aber Methoden zur Testung biofilmassoziierter Antibiotikaresistenzen sind noch unzureichend validiert und derzeit in der Routineanwendung nicht zu empfehlen. Gleiches gilt auch für die Testung inhalativer Antibiotika [2]. Eine Antibiotikakombinationstestung kommt bei mehrfachresistenten Erregern infrage. Hierbei interessiert, ob die Kombination von 2 Antibiotika voraussichtlich wirksamer ist als die Einzelsubstanzen. Nach Bestimmung der MHK-Werte der infrage kommenden Kombinationspartner kann die Kombinationswirkung z.B. durch die „Schachbrett-Titration" oder das zeitlich versetzte Auflegen von 2 Etest®-Streifen ermittelt werden. Eine synergistische Wirkung liegt dann vor, wenn die MHK beider Kombinationspartner um mindestens 2 Titerstufen abnimmt. Zu berücksichtigen ist jedoch, dass die klinische Validierung einer Antibiotikakombinationstestung bei CF noch aussteht [2].

Molekularbiologische Identifizierungsverfahren sind zur Speziesbestimmung von Vertretern des *B.-cepacia*-Komplexes notwendig, da biochemische

Untersuchungsverfahren allein zur Differenzierung nicht ausreichend sind. Zumindest bei einer *B.-cepacia*-Komplex-Erstbesiedlung sollte eine eindeutige Speziesidentifizierung z.B. mittels Sequenzierung des *recA*-Gens und anschließenden phylogenetischen Sequenzvergleichs erfolgen. Auch die Speziesdifferenzierung seltener bakterieller Erreger (u.a. *Pandoraea spp.*) ist oft nur mit molekularbiologischen Methoden, wie z.B. der Sequenzierung der 16S rDNA, möglich [2,5]. Inwieweit sich neue Differenzierungsmethoden wie MALDI-TOF-MS (Matrix Assisted Laser Desorption Ionisation-Time Of Flight-Mass Spectrometry) in der mikrobiologischen CF-Diagnostik durchsetzen, bleibt abzuwarten [6].

Literatur

1 Gibson RL, Burns JL, Ramsey BW. Pathophysiology and management of pulmonary infections in cystic fibrosis. Am J Respir Crit Care Med 2003; 168: 918–951

2 Hogardt M, Häußler S, Balke B et al. Mikrobiologisch-infektiologische Qualitätsstandards (MiQ) 24: Atemwegsinfektionen bei Mukoviszidose. Mauch H, Podbielski A, Herrmann M et al., Hrsg. München, Jena: Urban & Fischer; 2006

3 Lyczak JB, Cannon CL, Pier GB. Lung infections associated with cystic fibrosis. Clin Microbiol Rev 2002; 15: 194–222

4 Thurm V. Neue Bestimmungen zur Beförderung ansteckungsgefährlicher Stoffe. Epidem Bulletin 2005; 4: 27

5 Gilligan PH, Lum G, Vandamme PAR et al. Burkholderia, Stenotrophomonas, Ralstonia, Brevundimonas, Comamonas, Delftia, Pandoraea, and Acidovorax. In: Manual of Clinical Microbiology. Murray PR, Baron EJ, Jorgensen JH, eds. Washington D.C.: ASM Press; 2003: 729–748

6 Degand N, Carbonnelle E, Dauphin B et al. Matrix-assisted laser desorption ionization-time of flight mass spectrometry for identification of nonfermenting gram-negative bacilli isolated from cystic fibrosis patients. J Clin Microbiol 2008; 46: 3361–3367

3.4 Molekulare Typisierung CF-relevanter Erreger

M. Hogardt

Unter einer Typisierung von Infektionserregern wird in der Regel die Unterscheidung epidemiologisch unabhängiger Klone aufgrund bestimmter Merkmale verstanden. In der mikrobiologischen Diagnostik wird eine Erregertypisierung meist zur Identifizierung eines Epidemiestamms im Rahmen der Aufklärung von Infektionsketten durchgeführt. Mit Ausnahme von *Staphylococcus aureus* handelt es sich bei den CF-relevanten Erregern (*Pseudomonas aeruginosa, Stenotrophomonas maltophilia, Burkholderia cepacia, Achromobacter xylosoxidans*) meist um ubiquitär vorkommende Umweltkeime, sodass fast immer eine exogene Infektionsquelle anzunehmen ist. Bei CF steht daher die Frage nach einer Übertragung zwischen Patienten, z.B. im Rahmen von Krankenhausaufenthalten, in der Regel im Mittelpunkt. Da die CF-Lungeninfektion chronisch verläuft, kann aber auch die Frage hinsichtlich persistierender Infektion, Neuinfektion, Klonwechsel, intraklonaler Veränderungen durch eine Typisierung sequenzieller Isolate eines Patienten untersucht werden.

Grundsätzlich stehen zur Typisierung sowohl phänotypische als auch genetische Verfahren zur Verfügung. Phänotypische Merkmale (z.B. Serotyp) sind insgesamt wenig diskriminierend und oft instabil. Daher werden heute fast ausschließlich genetische (molekulare) Veränderungen im bakteriellen Genom zur Stammtypisierung herangezogen. Diese Polymorphismen der bakteriellen DNS sind in der Entwicklungsgeschichte durch Mutation entstanden und bedingen die genetische Diversität der gesamten Population einer Spezies [1]. Ziel einer molekularen Erregertypisierung ist es, diese Polymorphismen zu erfassen und nichtidentische Bakterienisolate unterschiedlichen „Typen" zuzuordnen. Idealerweise bedeutet dies, dass 2 Stämme desselben Typs identisch sind bzw. demselben Klon angehören.

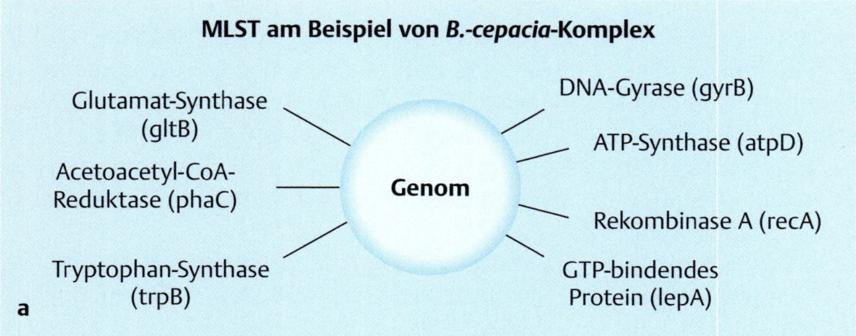

Sequenztyp	Locus A	Locus B	Locus C	Locus D	Locus E	Locus F	Locus G
ST1	1	1	1	1	1	1	1
ST2	2	1	2	2	2	2	2
ST1	1	1	1	1	1	1	1
ST3	3	1	2	3	3	2	3
...	...	...	...	...	...	...	...

b

Abb. 3.4.**1**
a MLST-Schema zur *B.-cepacia*-Komplex-Typisierung (http://pubmlst.org/bcc/).
b Schematische Darstellung der Zuordnung von Sequenztypen (ST). Unterschiedliche Allele der sequenzierten Genloci sind durch unterschiedliche Nummern/Farben dargestellt.

Die wichtigsten zur Typisierung CF-relevanter Erreger angewandten molekularen Methoden sind nachfolgend kurz dagestellt. Ein Restriktionsfragment-Längenpolymorphismus (RFLP) resultiert aus der Zufallsverteilung von Restriktionsendonuklease-(RE-)Schnittstellen im Bakteriengenom, weshalb nach einem RE-Verdau Fragmente unterschiedlicher Länge entstehen. Eine PCR-Typisierung (sogenannte RAPD, Random Amplification of Polymorphic DNA; REP, Repetitive Element PCR) basiert auf dem Vorkommen repetitiver Sequenzen, die über das Genom verteilt sind. Eine PCR mit Primern komplementär zu den repetitiven Sequenzen führt zur Amplifikation mehrerer Fragmente unterschiedlicher Länge. Beide Methoden generieren stammspezifische Fragmentmuster, die nach elektrophoretischer Auftrennung in einem Gel sichtbar gemacht werden. Die Pulsfeld-Gelelektrophorese (PFGE) ist dabei eine besondere Technik, die zur Auftrennung großer DNS-Fragmente dient, wie sie nach dem Verdau bakterieller Genome entstehen. Eine Typisierung mittels PFGE ist aufwendig, aber hinsichtlich Reproduzierbarkeit und Diskriminierung den PCR-basierten Methoden überlegen.

Darüber hinaus können Polymorphismen auch direkt durch Bestimmung der Nukleotidsequenz (Sequenzierung) nachgewiesen werden. Hierzu werden in der Regel Gene betrachtet, bei denen bekanntermaßen einzelne Basenaustausche vorkommen (sogenannte Single Nucleotide Polymorphisms, SNPs). Diese in der Speziespopulation konservierten SNPs sind die Basis der heute verbreiteten Multi-Locus-Sequenz-Typisierung (MLST), bei der die stammspezifischen Sequenzen mehrerer Gene verglichen und einem Sequenztyp zugeordnet werden (Abb. 3.4.**1**). Für die häufigen CF-Erreger sind bereits MLST-Schemata etabliert (www.mlst.net). Diese typspezifischen Sequenzen können auch durch Hybridisierung der bekannten Sequenzvarianten (Allele) nachgewiesen werden (Array-Technologie) [1]. Die mehrere Gene umfassende SNP-basierte Typisierung ist in ihrer Diskriminierung einer PFGE gegebenenfalls sogar überlegen und hat den Vorteil der einfachen, auch überregionalen Vergleichbarkeit und Transportierbarkeit der Sequenzdaten. Im Falle von *S. aureus* ermöglicht die besondere Variabilität bereits *eines* Genlokus (spa, kodiert für das Protein A) eine Typisierung (sogenannte Spa-Typisierung) [2].

Allerdings können auch sporadisch entstandene Mutationen im bakteriellen Genom zur Entstehung genetisch unterscheidbarer (subklonaler) Varianten führen. Bei CF-Isolaten (v.a. bei *P. aeruginosa*, *S. aureus*) passiert dies, wenn im Rahmen der chronischen Infektion der infizierende Klon sich als Folge der Lungenadaptation in verschiedene Phänotypen (z.B. Small Colony Variants, mukoide Stämme)

Tabelle 3.4.1 Spezies des *B.-cepacia*-Complexes (BCC) einschließlich ehemaliger Genomovar-Bezeichnung (Die Erregertypisierung innerhalb des BCC erfolgt typischerweise durch Analyse [Sequenzierung, RFLP] des recA-Gens [4].).

B. cepacia	Genomovar I
B. multivorans	Genomovar II
B. cenocepacia	Genomovar III
B. stabilis	Genomovar IV
B. vietnamensis	Genomovar V
B. dolosa	Genomovar VI
B. ambifaria	Genomovar VII
B. anthina	Genomovar VIII
B. pyrrocinia	Genomovar IX
B. ubonensis	Genomovar X
B. latens	–
B. diffusa	–
B. arboris	–
B. seminalis	–
B. metallica	–
B. contaminans	–
B. lata	–

auftrennt. Solche adaptiven Mutationen wurden bei *P. aeruginosa* z.B. gerade in Antibiotika-Resistenzgenen nachgewiesen [3].

Mit den molekularen Typisierungsmethoden konnte in der Vergangenheit die Übertragung zwischen CF-Patienten nachgewiesen werden, weshalb heute *P.-aeruginosa-* bzw. *B.-cepacia*-positive CF-Patienten strikt von negativen Patienten getrennt werden. Für *B. cepacia* konnte gezeigt werden, dass nicht nur eine, sondern mehrere eng verwandte Spezies existieren (sogenannter *B.-cepacia*-Komplex, BCC). Der BCC umfasst derzeit 17 Spezies (Tab. 3.4.1) [4]. Dabei lässt sich *B. multivorans* nochmals in über 60 MLST-Typen unterscheiden. Der Rückgang in der Prävalenz von *B. cenocepacia* zeigt den Erfolg der praktizierten Hygienemaßnahmen. Bei *B.-multivorans*-Neuinfektionen wurden verschiedene MLST-Sequenztypen nachgewiesen, was zeigt, dass am wahrscheinlichsten sporadische Infektionen mit Umweltisolaten zugrunde liegen [5]. Die Verteilung der BCC-Spezies unter Umweltisolaten und CF-Isolaten unterscheidet sich deutlich voneinander. Folglich sind bestimmte BCC-Spezies bzw. MLST-Typen besonders an die Infektion der CF-Lunge angepasst (Existenz von Pathotypen). Die umfassende Typisierung von CF-Erregern trägt also wesentlich zum Verständnis der Epidemiologie und Pathogenese der CF-Lungeninfektion bei.

Literatur

1 Wiehlmann L, Wagner G, Cramer N et al. Population structure of Pseudomonas aeruginosa. Proc Natl Acad Sci USA 2007; 104: 8101–8106
2 Harmsen D, Claus H, Witte W, Rothgänger J, Claus H, Turnwald D, Vogel U. Typing of methicillin-resistant Staphylococcus aureus in a university hospital setting using a novel software for spa-repeat determination and database management. J Clin Microbiol 2003; 41: 5442–5448
3 Smith EE, Buckley DG, Wu Z et al. Genetic adaptation by Pseudomonas aeruginosa to the airways of cystic fibrosis patients. Proc Natl Acad Sci USA 2006; 103: 8487–8492
4 Mahenthiralingam E, Baldwin A, Dowson CG. Burkholderia cepacia complex bacteria: opportunistic pathogens with important natural biology. J Appl Microbiol 2008; 104: 1539–1551
5 Vanlaere E, Baldwin A, Gevers D et al. Taxon K, a complex within the Burkholderia cepacia complex, comprises at least two novel species, Burkholderia contaminans sp. nov. and Burkholderia lata sp. nov. Int J Syst Evol Microbiol 2009; 59: 102–111

4 Therapie der pulmonalen Infektion

4.1 CF-spezifische Antibiotikagabe

R. Fischer Biner

Antibiotika stellen einen der Grundpfeiler in der CF-Behandlung dar. Sie kommen bei der akuten pulmonalen Infektion zum Einsatz und werden auch als intermittierende oder kontinuierliche Therapie zur Erregersuppression oder zur Eradikation bei Erstnachweis eines Keimes eingesetzt. Die Wahl des Medikaments richtet sich nach dem aktuellen Antibiogramm oder nach den für den Patienten wahrscheinlichen Keimen und der wahrscheinlichen Empfindlichkeit.

Orale Antibiotika

Orale Antibiotika eignen sich zur Behandlung von unkomplizierten respiratorischen Exazerbationen und richten sich vor allem gegen *S. aureus* und *H. influenzae* [1]. Die Therapiedauer bei Erstmanifestation von *S. aureus* und *H. influenzae* liegt bei 2–4 Wochen [2], bei chronischer Besiedlung bei 1–3 Monaten (Tab. 4.1.**1** und 4.1.**2**). Die prophylaktische Dauertherapie mit Staphylokokken-wirksamen Antibiotika wird kontrovers diskutiert [4]. In Kombination mit einem inhalierten Antibiotikum kommt Ciprofloxacin zur Eradikation bei *P. aeruginosa*, aber auch bei leichteren pulmonalen Exazerbationen zum Einsatz. Ciprofloxacin ist das einzige orale *P.-aeuruginosa*-wirksame Antibiotikum (30–40 mg/kg Körpergewicht [KG]). Im Anschluss an eine i. v. Antibiotikatherapie hat es eine konsolidierende Wirkung [5]. Mit einer Konzentration von 46–90 % im Sputum im Vergleich zur Konzentration im Serum hat es eine gute Gewebepenetranz [6]. Für den Einsatz von Azithromycin als Dauertherapie bei *P.-aeruginosa*-positiven Patienten gibt es eine Evidenz bezüglich einer signifikanten Verbesserung der Lungenfunktion. Der Effekt dürfte dabei nicht auf der antibiotischen, sondern vielmehr auf der antiinflammatorischen Wirkung beruhen [7].

Intravenöse Antibiotika

Die Domäne der intravenösen Antibiose ist die Behandlung von stärker ausgeprägten pulmonalen Exazerbationen, wobei Infektionen mit *P. aeruginosa* im Vordergrund stehen. Wegen Synergismus und zur Verlangsamung der Resistenzentwicklung sollten immer 2 (pseudomonaswirksame) Antibiotika verwendet werden [8]. Intravenöse Therapien sollten mindestens 14 Tage, bei klinischer Indikation auch länger, dauern [9].

Heimtherapie für i. v. Antibiotika

Bei erwachsenen CF-Betroffenen ist die Möglichkeit einer Heimtherapie ein starkes Bedürfnis. Stabile Sozialverhältnisse, gute Hygienebedingungen, ein adäquater Ernährungszustand, eine gute Compliance gegenüber anderen Therapieanforderungen, keine anamnestischen Medikamentenunverträglichkeiten sowie die Erreichbarkeit des Krankenhauses sind Voraussetzungen für eine Heimtherapie. Als Vorteile gelten die Entscheidungsfreiheit und die Eigenbestimmung des zeitlichen Ablaufs, die bessere Schlafqualität sowie ein reduziertes Risiko des Erwerbs nosokomialer Infektionen. Nachteile können die fehlende tägliche ärztliche Kontrolle, das Fehlen der täglichen professionellen Physiotherapie sowie die zeitliche Belastung durch die Infusionstherapie sein [10]. Die Medikamentenanwendung erfolgt meist mit Infusionssystemen aus vorgefüllten sterilen retraktilen Beuteln

Tabelle 4.1.1 Empfohlene Antibiotika und Dosierungen zur Therapie von *S. aureus* bei CF* (aus [3]).

Antibiotikum	Art der Adminis-tration	Dosis (mg/kg/d)	Zahl der täglichen Gaben
Flucloxacillin	oral	100	3
Dicloxacillin	oral, i. v.	50	3–4
Fusidinsäure	oral, i. v.	50	2–3
Clindamycin	oral, i. v.	20–40	2–4
Ridampicin	oral, i. v.	15	2
Vancomycin	i. v.	40	2
Teicoplanin	i. v.	10	1
Linezolid	oral, i. v. (< 5 Jahre)	10	3
	oral, i. v. (> 5 Jahre)	20	2
Moxifloxacin	oral, i. v. (Erwachsene)	5–10	1

* Für die Kombinationstherapie werden Dicloxacillin + Fusidinsäure oder Dicloxacillin + Clindamycin empfohlen. Für schwer zu behandelnde Keime wie MRSA kann die Kombination aus Rifampicin + Fusidinsäure oder Rifampicin + Clindamycin benutzt werden. Linezolid ist ein kostspieliges Medikament mit begrenzter klinischer Erfahrung. Wegen des Risikos einer Resistenzentwicklung sollte es auch in Kombination mit einem anderen Antibiotikum angewendet werden. Andere Wirkstoffe aus der Liste sollten auch zur Kombinationstherapie von MRSA verwendet werden. Probenecid 15 mg/kg oral wird zur Verzögerung der renalen Exkretion von Betalaktam-Antibiotika empfohlen.

oder Heim-Pumpensystemen. Die Stabilität der Antibiotika muss garantiert sein.

Antibiotika in Aerosolform

Antibiotika in Aerosolform sind leicht in das Alltagsleben zu integrieren. Die Hauptindikation liegt in der Pseudomonas-Eradikation bei Erstnachweis sowie in einer Pseudomonas-Suppression bei chronischer Besiedlung. Je nach Indikation kann die Therapie über Wochen bis Jahre durchgeführt werden. Die CF-Sputum-Oberfläche besteht aus negativ geladenen Glykoproteinen und DNA, weshalb Aminoglykoside und Colistin gut daran binden können [11]. Bei technisch korrekter Durchführung und endobronchialer Deposition ermöglicht die Inhalation bakterizide Konzentrationen am Infektionsort bei niedrigen Serumspiegeln [12], wobei Obstruktionen und retinierter Mukus die Deposi-

Tabelle 4.1.2 Empfohlene Antibiotika und Dosierungen zur Therapie von *H. influenzae* bei CF (aus [3]).

Antibiotikum	Art der Adminis-tration	Dosis (mg/kg/d)	Zahl der täglichen Gaben
Amoxicillin	oral	50–100	3
Pivampicillin	oral	35	
Amoxicillin/ Clavulansäure	oral	50–100/ 12,5–25	3
Ciprofloxacin	oral	20–30	2
Rifampicin*	oral	15	2
Cefuroximeaxetil	oral	20–30	2
Azithromycin	oral	10	1
Clarithromycin	oral	15	2

* Wegen des hohen Risikos der Resistenzentwicklung nur in Kombination mit anderen Antibiotika. Probenecid 15 mg/kg oral wird zur Verzögerung der renalen Exkretion von Betalaktam-Antibiotika empfohlen.

tion in den peripheren Atemwegen beeinträchtigen können [13]. Über die letzten Jahre haben verschiedenste Studien mehrere Stoffklassen mit unterschiedlichen Resultaten untersucht. Als signifikante Endpunkte stellten sich die Verbesserung der Lungenfunktion, die Verminderung der Hospitalisierung sowie die Verringerung der Pseudomonas-Dichte im Sputum heraus. Inzwischen sind eigens für die Inhalation entwickelte und zugelassene Antibiotikapräparationen verfügbar. Die Inhalation mit hochdosiertem Tobramycin (2 × 300 mg/Tag in On-off-Zyklen von jeweils 28 Tagen) zeigte sich in mehreren qualitativ hochwertigen Studien der Placebo- bzw. Vergleichsgruppe überlegen und stellt heute die Standarderhaltungstherapie bei CF-Patienten dar [14, 15]. Alternativ kann das inzwischen ebenfalls für die Inhalation zugelassene Colistin (2–4 Mio. IE/Tag) eingesetzt werden. Bei kombinierten Inhalationsbehandlungen sollten Bronchodilatatoren und DNAse (sowie die Physiotherapie) vor und inhalative Steroide nach der Antibiotikainhalation verwendet werden. Während die Präparate bisher als Feuchtinhalation mit entsprechend hohem zeitlichem Aufwand für die Patienten appliziert werden, befinden sich Pulverpräparationen mit lyophilisierten Antibiotika in fortgeschrittenen Stadien klinischer Prüfung.

Literatur

1 Ratjen F, Döring G. Cystic Fibrosis. Lancet 2003; 361: 681–689
2 Elborn JS. Treatment of Staphylococcus aureus in cystic fibrosis. Thorax 1999; 54: 377–378
3 Döring G et al. Early intervention and prevention of lung disease in cystic fibrosis: a European consensus. J Cyst Fibros 2004; 3: 67–91
4 Flume PA et al. Cystic fibrosis pulmonary guidelines – chronic medications for maintenance of lung health. AJRCCM 2007; 176: 957–969
5 Schaad UB, Wedgwood-Krucko J, Guenin K, Buehlmann U, Kraemer R. Antipseudomonal therapy in cystic fibrosis: aztreonam and amikacin versus ceftazidime and amikacin administered intravenously followed by oral ciprofloxacin. Eur J Clin Microbiol Infect Dis 1989; 8: 858–865
6 Touw DJ, Vinks AA, Mouton JW, Horrevorts AM. Pharmacokinetic optimisation of antibacterial treatment in patients with cystic fibrosis: current practice and suggestions for future directions. Clin Pharmacokinet 1998; 35: 437–459
7 Southern KW, Barker PM, Solis-Moya A. Macrolide antibiotics for cystic fibrosis. Cochrane Database of Systematic Reviews; 2009: Issue 1
8 Döring G et al. Antibiotic therapy against Pseudomonas aeruginosa in cystic fibrosis: a European consensus. Eur Respir J 2000; 16: 749–767
9 Mendelman PM, Smith AL, Levy J, Weber A, Ramsey B, Davis RL. Aminoglycoside penetration, inactivation, and efficacy in cystic fibrosis sputum. Am Rev Respir Dis 1985; 132: 76
10 Reinhardt D, Götz M, Kraemer R (Hrsg). Cystische Fibrose. Heidelberg, Berlin: Springer-Verlag; 2001
11 Ramphal R, Lhermitte M, Filliat M, Roussel P. The binding of anti-pseudomonal antibiotics to macromolecules from cystic fibrosis sputum. J Antimicrob Chemother 1988; 22: 483–490
12 Le Conte P et al. Lung distribution and pharmacokinetics of aerosolized tobramycin. Am Rev Respir Dis 1993; 147: 1279–1282
13 Touw DJ, Brimicombe RW, Hodson ME, Heijerman HG, Bakker W. Inhalation of antibiotics in cystic fibrosis. Eur Respir J 1995; 8: 1594–1604
14 Ramsey BW, Pepe MS, Quan JM et al. Intermittent administration of inhaled tobramycin in patients with cystic fibrosis. Cystic Fibrosis Inhaled Tobramycin Study Group. N Engl J Med 1999; 340: 23–30
15 Hodson ME, Gallagher CG, Govan JR. A randomised clinical trial of nebulised tobramycin or colistin in cystic fibrosis. Eur Respir J 2002; 658–664

4.2 Antibiotikatherapie bei pulmonaler Exazerbation

S. Dornaus, J. Mainz

Definition der pulmonalen Exazerbation

Mit dem Begriff „Exazerbation" wird der Ausbruch eines Krankheitsschubs bei chronischen, schubweise verlaufenden Erkrankungen bezeichnet. Es ist wichtig, eine Exazerbation gut zu definieren, weil daran eine Intensivierung der Therapie geknüpft sein sollte. Allgemein gehen in die Definition subjektive Symptome des Patienten und objektive vom Arzt erhobene Befunde ein. Die pulmonale Exazerbation bei Mukoviszidose ist nicht einheitlich definiert, 2 häufig zitierte Definitionen sind in Tab. 4.2.1 aufgeführt [1,2].

Orale oder intravenöse Therapie?

Für die pseudomonaswirksame antibiotische Therapie bei pulmonaler Exazerbation stehen verschiedene intravenöse Antibiotika sowie der oral verfügbare Gyrasehemmer Ciprofloxacin zur Verfügung. Die moderate und schwere pulmonale Exazerbation wird nach allgemeinem Konsens intravenös und als Kombinationstherapie mit 2 Antibiotika aus unterschiedlichen Klassen behandelt [3,4]. Dagegen wird die orale Monotherapie mit Ciprofloxacin als Therapieoption bei pulmonaler Exazerbation kontrovers diskutiert. Eine 2007 veröffentlichte Cochrane-Analyse evaluierte die orale Therapie

Tabelle 4.2.1 Definitionen der pulmonalen Exazerbation.

Fuchs et al. 1994 [1]	Cystic Fibrosis Foundation 1994 [2]
Wenn ein Patient wegen 4 der folg. 12 Zeichen/Symptome mit i. v. Antibiotika behandelt wurde: klinische Zeichen ▪ Veränderung des Sputums ▪ neu aufgetretene oder verstärkte Hämoptoe ▪ vermehrter Husten ▪ verstärkte Dyspnoe ▪ Temperatur > 38 °C ▪ Anorexie oder Gewichtsverlust ▪ veränderter Auskultationsbefund ▪ Sinus maxillaris/frontalis-Schmerzen oder -Klopfdolenz ▪ veränderte Sekretion aus den Sinus bzw. der Nase ▪ Malaise, Müdigkeit, Lethargie Lungenfunktion ▪ Abnahme um mindestens 10 % gegenüber Ausgangsbefund Röntgen-Thorax ▪ Zeichen einer Lungeninfektion (z. B. Verdacht auf Infiltrate)	Mindestens 3 der folgenden 11 neuen Befunde oder Veränderungen im klinischen Zustand im Vergleich zur letzten Untersuchung: klinische Zeichen ▪ Zunahme der Sputumproduktion oder verändertes Aussehen des Expektorats ▪ vermehrter Husten ▪ erhöhte Atemfrequenz und/oder verstärkte Anstrengung beim Atmen ▪ verminderte Belastungstoleranz ▪ Fieber (38 °C über mind. 4 h innerhalb von 24 h) bei mehr als einer Messung in der vergangenen Woche ▪ Gewichtsverlust von 1 kg oder 5 % des Körpergewichts im Zusammenhang mit Anorexie oder verminderter Kalorienzufuhr ▪ neue Befunde bei der Auskultation (z. B. Rasseln, Giemen, Knistern) ▪ Fehlen in der Schule oder am Arbeitsplatz (wegen Krankheit) in der letzten Woche ▪ Verminderung der Hämoglobin-Sättigung (Oxymetrie) um 10 % im Vergleich zu einer Untersuchung im Laufe der letzten 3 Monate Lungenfunktion ▪ Abnahme des FEV_1 um 10 % im Vergleich zu einer Untersuchung im Laufe der letzten 3 Monate Röntgen-Thorax ▪ neue Befunde

mit Ciprofloxacin im Rahmen einer pulmonalen Exazerbation im Vergleich zur intravenösen Kombinationstherapie [5]. Für die Outcome-Parameter Lebensqualität, Lungenfunktion und Exazerbationsintervalle konnten keine Nachteile für die orale Therapie mit Ciprofloxacin gefunden werden, einschränkend wurde auf methodische Unterschiede der eingeschlossenen Studien hingewiesen. Der European Consensus zur pseudomonaswirksamen Antibiotikatherapie nennt die auf eine intravenöse Therapie folgende Einnahme von Ciprofloxacin als weitere Indikation für die orale Therapie mit der Möglichkeit der Verlängerung der positiven Effekte einer i. v. Therapie [3].

Monotherapie oder Kombinationstherapie?

Die Vorteile der intravenösen Kombinationstherapie mit 2 Antibiotika aus unterschiedlichen Klassen liegen in der Erweiterung des Wirkungsspektrums, Ausnutzung von Synergieeffekten und Vorbeugung von Resistenzentwicklung [3,4]. Dagegen ist die Monotherapie kostengünstiger und birgt ein geringeres Toxizitätspotenzial. Smith et al. verglichen die Effizienz von intravenöser Monotherapie und Kombinationstherapie bei pulmonaler Exazerbation und konnten ein signifikant längeres exazerbationsfreies Intervall für die mit Zweifach-Kombination behandelten Patienten nachweisen [6].

Die intravenöse Kombinationstherapie muss die Angriffspunkte von Antibiotika bei der Auswahl berücksichtigen (Abb. 4.2.1). Empfohlen wird generell die Kombination aus einem Betalaktam-Antibiotikum und einem Aminoglykosid. Am häufigsten kommen bei den Betalaktam-Antibiotika Ceftazidim und Meropenem, bei den Aminoglykosiden Tobramycin und Amikacin zur Anwendung. Die antibiotische Wirkung der Betalaktam-Antibiotika ist umso größer, je länger die Antibiotikakonzentration über der minimalen Hemmkonzentration (MHK) liegt. Daher empfiehlt sich die Aufteilung der Tagesdosis auf 3 Einzeldosen, im Idealfall sogar die kontinuierliche Infusion. Bei den Aminoglykosiden hat sich dagegen die tägliche Einmalgabe durchgesetzt. Sinnvoll ist diese aufgrund des ausgeprägten postantibiotischen Effekts der Aminoglykoside, also der anhaltenden Hemmung des Bakte-

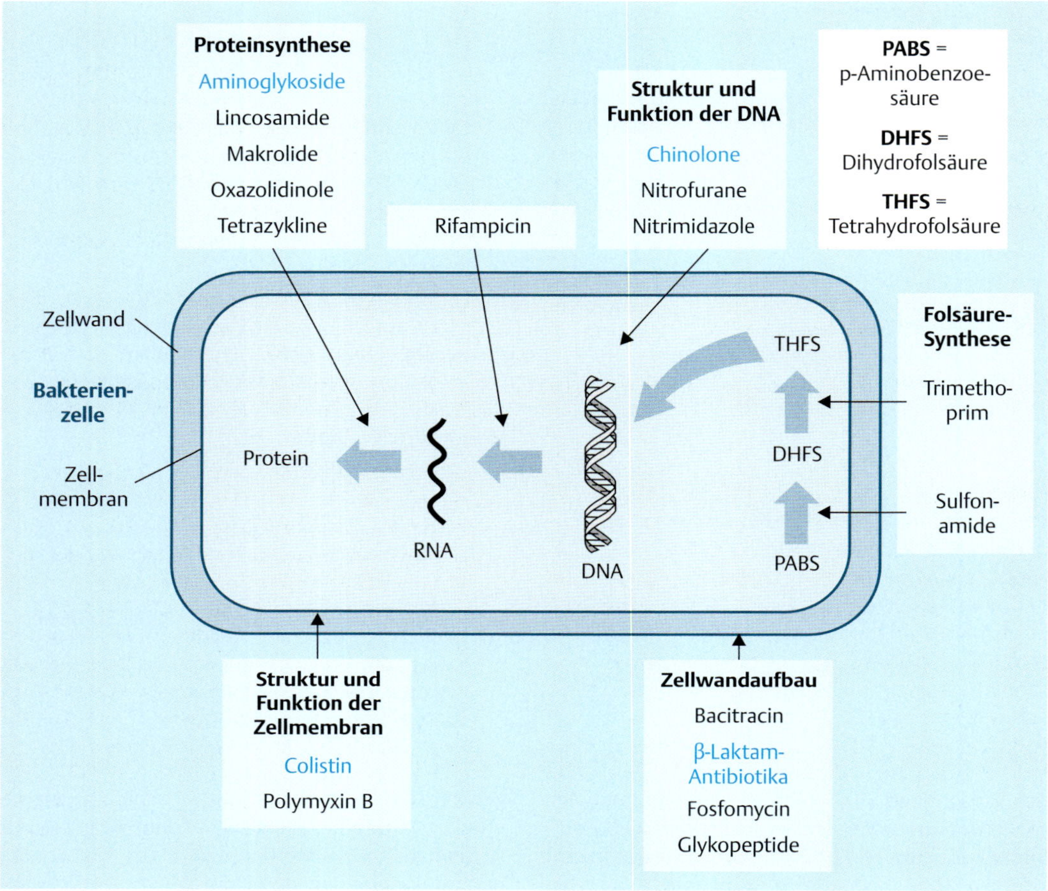

Abb. 4.2.**1** Angriffspunkte von Antibiotika.

rienwachstums auch nach Absinken der Aminoglykosidkonzentration unter die MHK. Das Ausmaß des postantibiotischen Effekts ist abhängig vom zuvor erreichten Spitzenspiegel. Ein weiterer erwünschter Effekt der täglichen Einmalgabe ist die Reduktion des klinisch relevanten Toxizitätspotenzials der Aminoglykoside. Aufgrund von Ototoxizität und Nephrotoxizität bei Akkumulation werden Kontrollen des Talspiegels am 3. Behandlungstag durchgeführt.

Therapie nach Antibiogramm?

Der prädiktive Wert des Antibiogramms für das Ansprechen auf eine intravenöse Antibiotikatherapie ist umstritten. Smith et al. untersuchten den Zusammenhang zwischen der In-vitro-Antibiotika-Empfindlichkeit von *P. aeruginosa* und dem klinischen Erfolg einer antibiotischen Therapie [7]. Dabei erhielten pseudomonaspositive Patienten mit pulmonaler Exazerbation eine intravenöse Therapie mit Ceftazidim und Tobramycin unabhängig von der Resistenzlage im zuvor erhobenen Antibiogramm. Eine Verbesserung der Lungenfunktion wurde bei zwei Drittel der behandelten Patienten erreicht, dabei ging der Therapieerfolg nicht mit dem laut mikrobiologischem Befund zu erwartenden Ansprechen auf die Therapie einher.

Gegenstand der Diskussion ist auch die Wertigkeit der Antibiotika-Kombinationstestung. Aaron et al. fanden keine Unterschiede bezüglich der Exazerbationsfrequenz, Lungenfunktion, des Therapieversagens und der Sputum-Keimzahl in Abhängigkeit davon, ob die Patienten nach dem Ergebnis eines konventionellen Antibiogramms oder einer MCBT-Analyse (Multiple Combination Bactericidal Testing) therapiert wurden [8]. Da die Antibiotika-Kombinationstestung aufwendig und kostenintensiv ist und nur an speziellen Zentren zur Verfügung steht, sollte sie nach aktueller Empfehlung besonderen klinischen Fragestellungen vorbehalten bleiben.

Weitere Aspekte der Therapieauswahl

Die Auswahl der antibiotischen Therapie bei pulmonaler Exazerbation sollte sich auch am klinischen Zustand und an der individuellen Situation des Patienten orientieren. Außerdem sind das Ansprechen auf vorangegangene Antibiotikazyklen und eventuelle Unverträglichkeiten bzw. Antibiotikaallergien einzubeziehen. Schwierigkeiten ergeben sich nicht zuletzt durch die Limitationen der mikrobiologischen Diagnostik (z. B. Prozessqualität des Labors, In-vitro-Charakter und artifizielle Untersuchungsbedingungen, Vorkommen einer Vielzahl von Isolaten im CF-Sputum mit unterschiedlichen Resistenzen). Allgemeiner Konsens besteht dahin gehend, dass geeignetes mikrobiologisches Material vor Beginn der Antibiotikatherapie zu gewinnen ist, eine Anpassung der Antibiotikatherapie nach Erhalt des Antibiogramms jedoch nur bei klinischem Nichtansprechen auf die aktuelle Therapie erfolgen sollte. Die Dauer der intravenösen antibiotischen Therapie im Rahmen einer pulmonalen Exazerbation beträgt in der Regel 14 Tage, im Einzelfall kann eine Verlängerung auf 21 Tage sinnvoll sein.

Literatur

1 Fuchs HJ, Borowitz DS, Christiansen DH et al. Effect of aerolized recombinant human DNAse on exacerbations of respiratory symptoms and on pulmonary function in patients with cystic fibrosis. The Pulmozyme Study Group. N Engl J Med 1994; 331: 637–642
2 Cystic Fibrosis Foundation. Microbiology and infectious disease in cystic fibrosis. V (Section 1). Bethesda: Cystic Fibrosis Foundation; 1994: 1–26
3 Döring G, Conway SP, Heijerman HG et al. Antibiotic therapy against Pseudomonas aeruginosa in cystic fibrosis: a European consensus. Eur Respir J 2000; 16: 749–767
4 Taccetti G, Campana S, Neri AS et al. Antibiotic therapy against Pseudomonas aeruginosa in cystic fibrosis. J Chemother 2008; 20: 166–169
5 Remmington T, Jahnke N, Harkensee C. Oral anti-pseudomonal antibiotics for cystic fibrosis. Cochrane Database Syst Rev 2007: CD005405
6 Smith AL, Doershuk C, Goldmann D et al. Comparison of a β-lactam alone versus β-lactam and an aminoglycoside for pulmonary exacerbation in cystic fibrosis. J Pediatr 1999; 134: 413–421
7 Smith AL, Fiel SB, Mayer-Hamblett N et al. Susceptibility testing of Pseudomonas aeruginosa isolates and clinical response to parenteral antibiotic administration. Chest 2003; 123: 1495–1502
8 Aaron SD, Vandemheen KL, Ferris W et al. Combination antibiotic susceptibility testing to treat exacerbations of cystic fibrosis associated with multiresistant bacteria. Lancet 2005; 366: 463–471

4.3 Therapie der chronischen Infektion bei CF

S. Nährig, R. Fischer

Die Lebenserwartung von CF-Patienten hat sich in den letzten 40 Jahren dramatisch gesteigert. Neben der verbesserten Ernährungstherapie (Lipase-Substitution) spielt hierfür sicher die Therapie der pulmonalen Infektion die wesentliche Rolle. Seit erkannt wurde, dass CF-Patienten häufig an einer chronischen Lungenentzündung leiden, führte die antibiotische Therapie zu einer raschen Verbesserung des Überlebens, aber auch der Lebensqualität.

Durch die Mutation im CFTR-Protein entsteht bei CF-Patienten im Bereich der Lunge ein abnorm visköses Sekret, das die bakterielle Besiedlung begünstigt. Bereits kurz nach der Geburt eines Mukoviszidose-Kindes beginnen die bakteriellen Infektionen, die eine charakteristische ausgeprägte neutrophile Entzündungsreaktion peri- und endobronchial nach sich ziehen. Diese neutrophile Entzündung führt schließlich über die Aktivierung von Proteasen (insbesondere Neutrophilen-Elastase) zur Zerstörung der normalen bronchialen Struktur und zur Ausbildung von ausgeprägten Bronchiektasen [1].

Daher bildet die Therapie der chronischen Infektion neben der Verhinderung der Infektion per se (vgl. Kapitel „Maßnahmen zur Eradikation von Pseudomonas aeruginosa" von M. Hofer) eine wichtige Säule in der multimodalen Therapie der Mukoviszidose. Man muss sich jedoch vor Augen führen, dass die Therapie der chronischen Infektion letztlich immer nur indirekt wirkt durch Verminderung der sekundären neutrophilen Abwehrreaktion des Körpers [2].

Dies erklärt aber auch, warum CF-Patienten mit begleitender immunsuppressiver Therapie (z. B. bei jugendlichem Rheuma) häufig eine bessere Lungenfunktion ausweisen. Allerdings gibt es noch keine randomisierten Studien, welche die breite Anwendung von immunsuppressiver Therapie bei CF-Patienten untersucht haben [3]. Daher bleibt vorerst die antibiotische Therapie der chronischen bronchialen Infektion das Mittel der Wahl in der CF-Therapie.

Therapie der chronischen bronchialen Infektion bedeutet aber auch, dass es nicht mehr möglich ist, die pathogenen Keime zu eradizieren. In der deutschen Gruppe Qualitätssicherung des Mukoviszidose e. V. haben sich die Teilnehmer des Benchmarking-Zyklus auf die in Tab. 4.3.**1** dargestellte Definition der chronischen Infektion geeinigt.

Im zeitlichen Ablauf der chronischen Infektion unterscheiden sich Betroffene im Kindes- und Jugendalter von erwachsenen CF-Patienten. In der Kindheit besiedeln erst *S. aureus* und *H. influenzae* die Lunge, erst später überwiegt *P. aeruginosa*. Noch später besiedeln andere, häufig deutlich antibiotikaresistentere Keime die Lunge, wie z. B. die verschiedenen Genomovare von *Burkholderia cepacia, Stenotrophomonas maltophilia* oder *Achromobacter xylosoxidans* [4].

Tabelle 4.**3.1** Definition der chronischen *P.-aeruginosa*-(PSA-)Besiedlung bei CF-Patienten.

1. Bei einem chronischen PSA müssen mindestens 4-mal im Jahr Sputum und/oder ein Rachenabstrich abgenommen werden (Provokation mit 5,5 %iger NaCl-Lösung möglich).
2. Jeder PSA-Nachweis wird mit dem entsprechenden Ergebnis dokumentiert. Der mukoide und der multiresistente PSA werden aktuell nicht mehr als Qualitätsindikator betrachtet.
3. Bei dreimaligem Nachweis von PSA pro Jahr, egal in welcher Form der Nachweis (Sputum, Rachenabstrich und/oder BAL) erfolgt, wird der PSA als chronisch positiv bewertet. Ein PSA ist chronisch, wenn positiver PSA
   - 3 × jährlich oder
   - 3 × konsekutiv oder
   - 3 × in 6 Monaten (skandinavische Absprache)

   nachzuweisen ist.

Weitere Festlegungen sind:
- Wird ein chronischer PSA für den Zeitraum von mindestens 1 Jahr als negativ bestimmt, liegt kein chronischer PSA mehr vor.
- Fremdbefunde, insbesondere negative, werden in den Ambulanzen nicht berücksichtigt. Die Datendokumentation zu PSA erfolgt also anhand der Angaben des eigenen Labors.

Therapie der Staphylokken-Infektion

Bezüglich der Therapie der chronischen *S.-aureus*-Infektion herrscht weltweit inzwischen die Meinung vor, dass eine Dauertherapie dieser Infektion die Besiedlung und Infektion mit dem als pathogener eingestuften *P. aeruginosa* begünstigt und daher nicht sinnvoll ist [5]. Daher werden in der Regel Patienten mit einer *S.-aureus*-Infektion nur im Rahmen von Exazerbationen behandelt, dies aber möglichst frühzeitig. Dies gilt auch für die Therapie der Haemophilus-Infektion oder von anderen Bakterien.

Möglicherweise hat diese Verhaltensänderung in der *S.-aureus*-Therapie gemeinsam mit den stringenten Eradikationskonzepten der *P.-aeruginosa*-Infektion zu einem deutlich späteren Einsetzen der chronischen Infektion mit Pseudomonaden geführt.

Die typische Therapie der chronischen *S.-aureus*-Infektion beinhaltet daher die antibiogrammgerechte Behandlung jedweder Exazerbation mit einem intravenösen/oralen Antibiotikum. Beim Auftreten von Resistenzen (MRSA) kommen Reserveantibiotika wie Vancomycin infrage. Vancomycin kann auch inhalativ und nasal zum Versuch der Eradikation eines MRSA angewendet werden.

Vermutlich wirkt sich die Sanierung der oberen Atemwege günstig auf die Besiedlung der unteren Atemwege aus. Eine konsequente Untersuchung auf bakterielle Besiedlung/Infektion und entsprechende Therapie (Nasendusche, nasale Inhalation, operative Sanierung) sind daher weit verbreitet.

Therapie der Pseudomonas-Infektion

Geht man von der Prämisse aus, dass die chronische bakterielle Infektion und in ihrer Folge die überschießende neutrophile Entzündungsreaktion zur Zerstörung der Lunge führen, muss die intensive antibiotische Therapie bei CF-Patienten zur Verbesserung des Überlebens bei verbessertem Funktionserhalt des Organs Lunge führen [6].

Intravenöse Antibiotikatherapie

Aufgrund dieser Überlegungen führen die Dänen schon seit vielen Jahrzehnten eine konsequente 3-monatliche intravenöse Antibiotikatherapie bei chronisch *P.-aeruginosa*-infizierten CF-Patienten durch. Anfängliche retrospektive Daten zeigten ein im weltweiten Vergleich verbessertes Überleben. Leider konnten diese Daten bisher nicht eindeutig validiert werden, da unklar ist, ob nicht auch die deutlich engmaschigere Betreuung im dänischen Konzept (meist monatliche Vorstellungen) Ursache für die besseren Überlebensdaten ist [7].

Es ist unbestritten, dass zwar die intensive Antibiotikatherapie (sei es oral, inhalativ oder intravenös) zu einer Verminderung der bronchialen Entzündungslast führt, dies aber auf Kosten einer zunehmenden Resistenzentwicklung der bronchialen Keime mit dann immer eingeschränkteren Therapieoptionen geht. Da vermutlich die Entwicklung neuer Antibiotika deutlich langsamer voranschreitet als die Entwicklung von Resistenzen, haben bereits jetzt viele Patienten große Sorgen vor einer Zukunft ohne wirksame Antibiotika. Diese Angst führt bei Patienten, aber auch bei Ärzten zu einem vielleicht zu vorsichtigen Einsatz der antibiotischen Therapie. Um das richtige Therapiemaß zu finden, wäre ein Monitoring der bronchialen Entzündungslast wünschenswert. Dies ist allerdings derzeit in der klinischen Routinediagnostik nicht verfügbar. Daher sind die behandelnden Ärzte auf klinische Angaben, Lungenfunktion und Bildgebung angewiesen.

Aus unserer Sicht besteht daher immer die Indikation zum Einsatz von intravenösen Antibiotika in ausreichender Dosierung, möglichst in Kombination und in ausreichender Dauer (mindestens 2 Wochen), wenn sich die klinischen Parameter des Patienten verschlechtern.

Inhalative Antibiotikatherapie

Da die intravenöse Gabe von Antibiotika nicht so häufig möglich ist, wie es wünschenswert wäre, hat sich seit vielen Jahren die inhalative Gabe von Tobramycin und Colistin bewährt [4]. Beide Präparate erreichen hohe lokale Wirkkonzentrationen, die Resistenzentwicklungen sind sehr gering (Colistin) bzw. gering (Tobramycin) und erlauben damit eine langjährige Therapie. Die Dosierung beträgt bei Tobramycin 2 × 300 mg/Tag, bei Colistin 2 × 1 Mio. IE/Tag. Üblicherweise werden beide Präparate im Intervall gegeben (z.B. als On-off-Phase mit 4 Wochen Therapie, gefolgt von 4 Wochen Therapiepause), aber es haben sich viele unterschiedliche Therapieschemata herausgebildet (z.B. 14 Tage Therapie, 14 Tage Pause), die möglicherweise alle ihre Berechtigung haben. Studien zu verschiedenen Dosierungsintervallen bzw. Tagesdosen sind nicht verfügbar.

In der Entwicklung befinden sich erfreulicherweise neue Präparate bzw. Formulierungen, von denen die ersten vermutlich ab 2010 auf den Markt kommen werden. Beispielhaft seien folgende Präparate genannt:

- Aztreonam-Lysinat (Flüssiginhalation)
- Levofloxacin (Flüssiginhalation)
- Ciprofloxacin (Flüssiginhalation)
- Tobramycin (Trockenpulver)
- Colistin (Trockenpulver)

Orale Antibiotikatherapie

Für die orale Therapie der chronischen Pseudomonas-Infektion stehen im Prinzip nur 2 Präparate zur Verfügung, nämlich Ciprofloxacin und Levofloxacin (vgl. Kapitel „CF-spezifische Antibiotikagabe“ von R. Fischer Biner). Trotz der hohen Gewebepenetration (bei Levofloxacin etwas besser) entwickeln sich bei beiden Präparaten relativ rasch Resistenzen, sodass der Einsatz umsichtig erfolgen muss. Längere Therapiepausen ermöglichen eine Rückbildung von Resistenzen.

Literatur

1 Ogrinc CB, Kampalath B, Tomashefski JF Jr. Destruction and loss of bronchial cartilage in cystic fibrosis. Hum Pathol 1998; 29: 65–73
2 Bonfield TL, Panuska JR, Konstan MW, Hilliard KA, Hilliard JB, Ghnaim H, Berger M. Inflammatory cytokines in cystic fibrosis lungs. Am J Respir Crit Care Med 1995; 152: 2111–2118
3 Ballmann M, Junge S, von der Hardt H. Low-dose methotrexate for advanced pulmonary disease in patients with cystic fibrosis. Respir Med 2003; 97: 498–500
4 Gibson RL, Burns JL, Ramsey BW. Pathophysiology and management of pulmonary infections in cystic fibrosis. Am J Respir Crit Care Med 2003; 168: 918–951
5 Smyth A. Prophylactic antibiotics in cystic fibrosis: a conviction without evidence? Ped Pulmol 2005; 40: 471–476
6 Chmiel JF, Berger M, Konstan MW. The role of inflammation in the pathophysiology of CF lung disease. Clin Rev Allergy Immunol 2002; 23: 5–27
7 Nir M, Lanng S, Johansen HK, Koch C. Long-term survival and nutritional data in patients with cystic fibrosis treated in a Danish centre. Thorax 1996; 51: 1023–1027

4.4 Maßnahmen zur Eradikation von *Pseudomonas aeruginosa*

M. Hofer

Einleitung

Durch die in den pädiatrischen CF-Zentren üblichen Eradikationskonzepte von *P. aeruginosa* hat sich der Zeitpunkt der chronischen Infektion mit diesem wichtigen, die Prognose beeinflussenden Keim ins Erwachsenenalter verschoben [1]. Deshalb besteht die Notwendigkeit, dass sich die CF-Spezialisten der Erwachsenenambulanzen mit der Eradikation der PA auseinandersetzen. Im Folgenden soll auf die spezifische Datenlage bezüglich der verschiedenen Eradikationskonzepte von *P. aeruginosa* eingegangen werden.

Allerdings können einige Fragen nicht abschließend beurteilt werden: Welches Konzept hat die beste antimikrobielle Wirkung und damit den größten positiven Einfluss auf den klinischen Verlauf? Wie steht es mit dem Langzeit-Nebenwirkungsprofil, dem Risiko der Resistenzentwicklung und der Selektion von anderen „Problemkeimen"? Es stellt sich auch die Grundsatzfrage, ob nicht per se ein Erstinfekt beim Erwachsenen schon aufgrund der fortgeschrittenen Lungenpathologie schwieriger zu eradizieren ist als beim Kind. Es sei auch erwähnt, dass in der Literatur verschiedene Definitionen bezüglich eines chronischen *P.-aeruginosa*-Infekts bestehen. So wird gerade von der Gruppe um Hoiby immer noch der Begriff der Pseudomonas-Kolonisation verwendet [2], ein Begriff, der auch aus pathophysiologischen Überlegungen vermieden werden sollte [3].

Gerade in den neueren Studien hat sich die Definition von Leeds durchgesetzt [4]. Diese unterscheidet 4 Stufen:

1. Never: nie nachgewiesener *P. aeruginosa* in respiratorischen Sekreten
2. Free: kein *P.-aeruginosa*-Wachstum im letzten Jahr
3. Intermittent: 50% oder weniger der respiratorischen Sekrete über ein Jahr *P.-aeruginosa*-positiv und
4. Chronic: mehr als 50% der respiratorischen Sekrete *P.-aeruginosa*-positiv

In dieser Definition sind die Pseudomonas-spezifischen Antikörper (PA-AK) nicht berücksichtigt. Es gibt Hinweise, dass der Anstieg der PA-AK noch vor dem Nachweis in respiratorischen Sekreten auftritt [5]. In einigen CF-Zentren wird deshalb bereits bei einem Anstieg der PA-AK eine Eradikationstherapie durchgeführt.

Tabelle 4.**4.1** Eradikationskonzepte und ihre Erfolgsrate.

Studie	Anzahl Pat.	Medikamente, Dauer	Kontrolle	Erfolgsrate
Littlewood et al. [14]	7	inhal. Colistin	keine	ca. 70% nach ∅ 12 Mon.
Steinkamp et al. [15]	28	i. v. Tobramycin + i. v. Azlocillin, 14 Tage	keine	ca. 18% nach ∅ 6 Mon.
Valerius et al. [16]	26	inhal. Colistin + p. o. Ciprofloxacin, 3 Wochen	Placebo	ca. 80% nach ∅ 12 Mon.
Frederiksen et al. [17]	48	inhal. Colistin + p. o. Ciprofloxacin, 3 Mon.	historisch	ca. 80% nach ∅ 24 Mon.
Wiesemann et al. [18]	22	inhal. Tobramycin, 24 Mon.	Placebo	ca. 75% nach ∅ 24 Mon.
Ratjen et al. [19]	15	inhal. Tobramycin, 12 Mon.	keine	ca. 93% nach ∅ 12 Mon.
Griese et al. [20]	17	i. v. Therapie + inhal. Tobramycin	keine	ca. 88% nach ∅ 24 Mon.
Heinzl et al. [21]	28	inhal. Gentamicin, 36 Mon.	keine	ca. 75% nach ∅ 36 Mon.
Taccetti et al. [11]	47	inhal. Colistin + p. o. Ciprofloxacin	historisch	ca. 81% nach ∅ 6 Mon.
Douglas et al. [22]	33	i. v. Therapie + inhal. Tobramycin + p.o Ciprofloxacin, 1 Monat	keine	ca. 77% nach ∅ 12 Mon.
Hansen et al. [2]	149	inhal. Colistin + p. o. Ciprofloxacin, 3 Wochen/3 Mon.	keine	ca. 80% nach ∅ 15 Jahren
Conway et al. [9]	48	inhal. Colistin + p. o. Ciprofloxacin, 3 Mon.	keine	ca. 71% nach ∅ 24 Mon.
Ratjen et al. [10]	88	inhal. Tobi®, 28 versus 56 Tage	keine	ca. 65% nach ∅ 27 Mon.

∅ = im Mittel, inhal. = inhalative, Mon. = Monate, Pat. = Patienten

Prävention des *P.-aeruginosa*-Infekts

Vor der Eradikation des *P.-aeruginosa*-Infekts steht natürlich die Prävention eines solchen Infekts. Bereits in den 1970er-Jahren wurde ein Pseudomonas-Impfstoff entwickelt, und 2007 erschien eine größere Phase-III-Studie mit einem Pseudomonas-spezifischen Impfstoff [6]. In einem aktuellen Cochrane-Review wird die Pseudomonas-Impfung mangels nachgewiesener Evidenz der Wirksamkeit nicht empfohlen [7], allerdings gibt es neue Erfolg versprechende Impfkonzepte [8].

Aktuelle Eradikationskonzepte

Die meisten publizierten Studien beinhalten kleine Patientenzahlen und sind häufig nicht placebokontrolliert (Tab. 4.4.**1**). Prinzipiell gibt es derzeit 2 erfolgreiche Eradikationskonzepte: ein Konzept mit Colistin und Ciprofloxacin (Leeds und Kopenhagen-Schema [2,9]) und ein 2. Konzept mit Tobramycin (Tobi®, ELITE-Studie [10]). Das Colistin-Schema beinhaltet eine Therapie von mindestens 3 Monaten mit inhalativem Colistin 2 × 1–2 Mio IE/Tag und peroralem Ciprofloxacin. Sowohl die Gruppe aus Leeds als auch die aus Kopenhagen erreichen so eine Erfolgrate von 75–80%. In der aktuellen ELITE-Studie (27 Monate, offene, randomisierte, multizentrische Beobachtungsstudie mit Tobi® 2 × 300 mg über 28 bzw. 56 Tage) wurde ebenfalls eine Erfolgsrate nach 27 Monaten von etwa 70% erreicht. Zu erwähnen ist hier jedoch, dass die Erfolgsrate bei erwachsenen CF-Patienten deutlich niedriger ist (60%). Das Eradikationskonzept der CF-Erwachsenenambulanz des Universitätsspitals Zürich ist in Abb. 4.4.**1** zusammengefasst.

Einwicklung anderer „Problemkeime“ und Resistenzentwicklung

Tacchetti et al. zeigten, dass die Gefahr der Selektion von „Problemkeimen“ unter dem von ihnen verwendeteten Eradikationskonzept mit Ciprofloxacin und Colistin vernachlässigbar ist [11]. Die Gruppe aus Leeds konnte ebenfalls zeigen, dass es

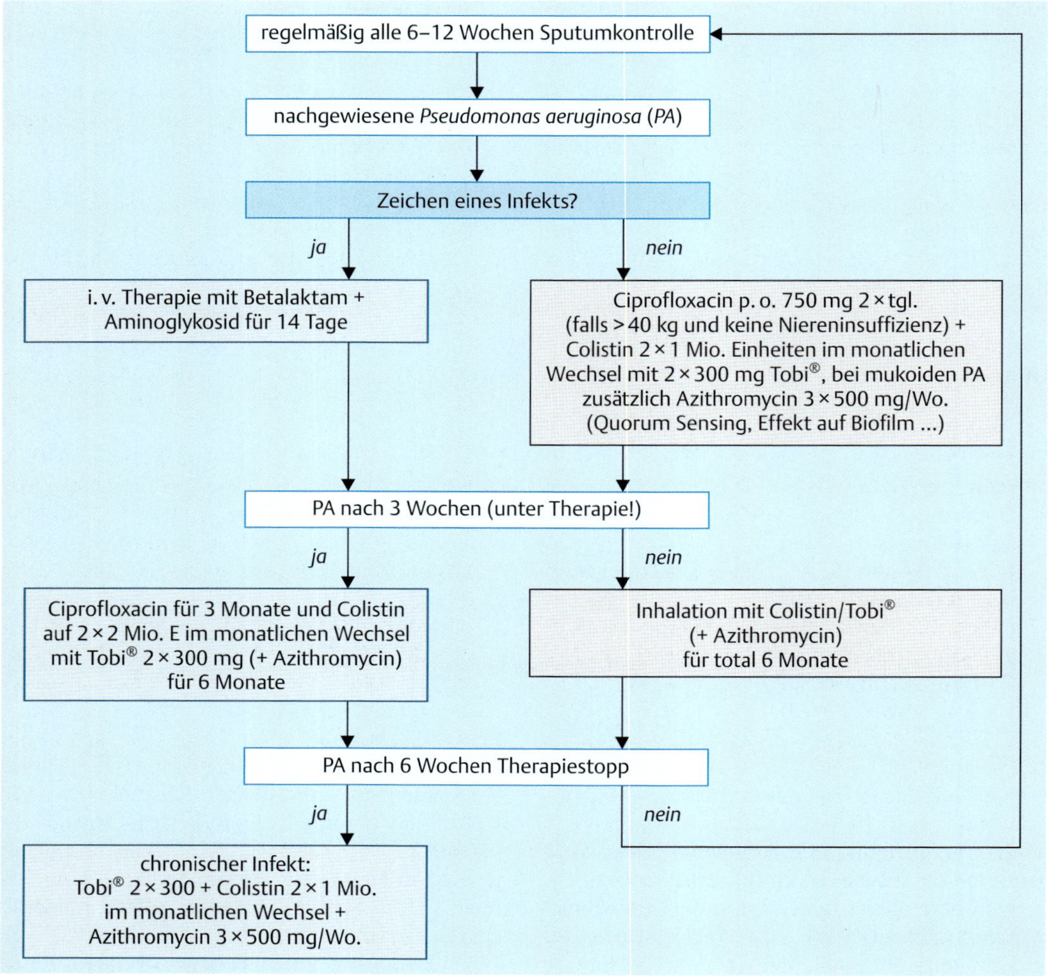

Abb. 4.4.**1** Algorithmus zur Eradikation von *P. aeruginosa* (CF-Erwachsenenambulanz Universitätsspital Zürich).

mit den verschiedenen verwendeten Eradikationskonzepten (mehrheitlich colistinbasiert) über die untersuchten 10 Jahre zu keiner vermehrten Resistenzentwicklung gegenüber den gängigen pseudomonaswirksamen Antibiotika kam [12].

Neuinfekt versus „erfolglose" Eradikation

Es stellt sich die Frage, ob mit den verschiedenen Eradikationskonzepten *P. aeruginosa* wirklich eradiziert wird oder ob es nur zu einer vorübergehenden Unterdrückung im Wachstum kommt. Sowohl Taccetti et al. als auch Munck et al. konnten mittels molekulargenetischer Untersuchungen beweisen, dass es sich praktisch immer um einen Neuinfekt mit anderen Genotypen handelt [11, 13].

Zusammenfassung

Eine Eradikation von *P. aeruginosa* sollte auch beim erwachsenen CF-Patienten versucht werden. Allerdings ist die Erfolgsrate geringer als bei Kindern (weiter fortgeschrittene Lungenpathologie mit in der Regel ausgeprägteren Bronchiektasen). Das Eradikationskonzept sollte mindestens auf einer topischen Antibiotikatherapie basieren (inhalatives

Tobramycin oder Colistin), eventuell in Kombination mit einer peroralen pseudomonaswirksamen Therapie (Ciprofloxacin). Bei gleichzeitiger Exazerbation mit neu nachgewiesenem *P. aeruginosa* ist zuvor eine intravenöse Kombinationstherapie aus 2 pseudomonasaktiven Substanzen angezeigt. Die in der nächsten Zeit zu erwartende Markteinführung von neuen topischen Antibiotika (inhalative Zubereitungen von Azthreonam, Amikacin, Ciprofloxacin) wird zu einer Anpassung der Eradikationskonzepte führen.

Literatur

1 Cystic Fibrosis Foundation Patient Registry. Annual Data Report. Bethesda, Maryland, 2007

2 Hansen CR, Pressler T, Hoiby N. Early aggressive eradication therapy for intermittent Pseudomonas aeruginosa airway colonization in cystic fibrosis patients: 15 years experience. J Cyst Fibros 2008; 7: 523–530

3 Ratjen F. Treatment of early Pseudomonas aeruginosa infection in patients with cystic fibrosis. Curr Opin Pulm Med 2006; 12: 428–432

4 Lee TW, Brownlee KG, Denton M, Littlewood JM, Conway SP. Reduction in prevalence of chronic Pseudomonas aeruginosa infection at a regional pediatric cystic fibrosis center. Pediatr Pulmonol 2004; 37: 104–110

5 Pressler T, Karpati F, Granstrom M et al. Diagnostic significance of measurements of specific igg antibodies to Pseudomonas aeruginosa by three different serological methods. J Cyst Fibros 2009; 8: 37–42

6 Doring G, Meisner C, Stern M. A double-blind randomized placebo-controlled phase III study of a Pseudomonas aeruginosa flagella vaccine in cystic fibrosis patients. Proc Natl Acad Sci USA 2007; 104: 11020–11025

7 Johansen HK, Gotzsche PC. Vaccines for preventing infection with Pseudomonas aeruginosa in cystic fibrosis. Cochrane Database Syst Rev 2008: CD001399

8 Sorichter S, Baumann U, Baumgart A, Walterspacher S, von Specht BU. Immune responses in the airways by nasal vaccination with systemic boosting against Pseudomonas aeruginosa in chronic lung disease. Vaccine 2009; 27: 2755–2759

9 Conway S, Etherington C, Denton M, Peckham D. Early eradication therapy for Pseudomonas aeruginosa and associated Pseudomonas antibody levels. Pediatr Pulmonol 2008; 43: Abstract 333

10 Ratjen F, Munck APK. Short and long-term efficacy of inhaled tobramycin in early P. aeruginosa infection: The elite study. Pediatr Pulmonol 2008; 43: Abstract 334

11 Taccetti G, Campana S, Festini F, Mascherini M, Doring G. Early eradication therapy against Pseudomonas aeruginosa in cystic fibrosis patients. Eur Respir J 2005; 26: 458–461

12 Ho SA, Lee TW, Denton M, Conway SP, Brownlee KG. Regimens for eradicating early Pseudomonas aeruginosa infection in children do not promote antibiotic resistance in this organism. J Cyst Fibros 2009; 8: 43–46

13 Munck A, Bonacorsi S, Mariani-Kurkdjian P et al. Genotypic characterization of Pseudomonas aeruginosa strains recovered from patients with cystic fibrosis after initial and subsequent colonization. Pediatr Pulmonol 2001; 32: 288–292

14 Littlewood JM, Miller MG, Ghoneim AT, Ramsden CH. Nebulised colomycin for early Pseudomonas colonisation in cystic fibrosis. Lancet 1985; 1: 865

15 Steinkamp G, Tummler B, Malottke R, von der Hardt H. Treatment of Pseudomonas aeruginosa colonisation in cystic fibrosis. Arch Dis Child 1989; 64: 1022–1028

16 Valerius NH, Koch C, Hoiby N. Prevention of chronic Pseudomonas aeruginosa colonisation in cystic fibrosis by early treatment. Lancet 1991; 338: 725–726

17 Frederiksen B, Koch C, Hoiby N. Antibiotic treatment of initial colonization with Pseudomonas aeruginosa postpones chronic infection and prevents deterioration of pulmonary function in cystic fibrosis. Pediatr Pulmonol 1997; 23: 330–335

18 Wiesemann HG, Steinkamp G, Ratjen F, Bauernfeind A, Przyklenk B, Doring G, von der Hardt H. Placebo-controlled, double-blind, randomized study of aerosolized tobramycin for early treatment of Pseudomonas aeruginosa colonization in cystic fibrosis. Pediatr Pulmonol 1998; 25: 88–92

19 Ratjen F, Doring G, Nikolaizik WH. Effect of inhaled tobramycin on early Pseudomonas aeruginosa colonisation in patients with cystic fibrosis. Lancet 2001; 358: 983–984

20 Griese M, Muller I, Reinhardt D. Eradication of initial Pseudomonas aeruginosa colonization in patients with cystic fibrosis. Eur J Med Res 2002; 7: 79–80
21 Heinzl B, Eber E, Oberwaldner B, Haas G, Zach MS. Effects of inhaled gentamicin prophylaxis on acquisition of Pseudomonas aeruginosa in children with cystic fibrosis: A pilot study. Pediatr Pulmonol 2002; 33: 32–37
22 Douglas TA, Brennan S, Gard S et al. Acquisition and eradication of P. aeruginosa in young children with cystic fibrosis. Eur Respir J 2009; 33: 305–311

4.5 Azithromycin-Therapie bei CF

M. Rosewich, J. Schulze

Einleitung

Die CF-Lungenerkrankung ist durch eine chronische bronchiale Infektion und eine überschießende neutrophile Entzündungsreaktion gekennzeichnet. Im Tierversuch zeigen CFTR-defiziente Mäuse bereits bei der Geburt und ohne den Nachweis eines Erregers eine pulmonale Inflammation [1]. Daher werden sowohl antiinflammatorische, wie z. B. Ibuprofen, als auch antibakterielle Medikamente zur Therapie der bronchialen Entzündung eingesetzt. Für Azithromycin werden beide Wirkmechanismen diskutiert.

Definition, Wirkspektrum, Pharmakokinetik und Nebenwirkungen

Azithromycin (AZM) ist ein Azalid aus der Gruppe der Makrolide. Zum Wirkungsspektrum gehören u. a. Mykoplasmen, Chlamydien, einige Mykobakterienarten und darmpathogene Keime. Die Halbwertzeit im Blut beträgt 12 h, die terminale Halbwertzeit 68 Stunden. Die Ausscheidung erfolgt hauptsächlich über die Fäzes. Aufgrund der hohen Gewebespiegel und einer langsamen Freisetzung kann AZM noch 4 Wochen nach der Gabe im Urin nachgewiesen werden. Bei 5% der Patienten kommt es bei kurzzeitiger Anwendung zu gastrointestinalen Beschwerden. Außerdem können Angioödeme, cholestatischer Ikterus, Hautausschläge und Photosensibilisierung sowie Schwindel und Somnolenz auftreten. Die längere Anwendung hoher Dosen kann zu Schwerhörigkeit führen. Im Vergleich zu anderen Antibiotika reichert es sich am Ort der Infektion – im Lungengewebe und in den Phagozyten – an und erreicht daher bereits bei niedrigen Dosierungen wirksame Spiegel [2].

Dosierung und Dauer der Anwendung

In vielen Zentren wird AZM 3-mal pro Woche oder täglich in einer Dosierung von 10 mg/kg Körpergewicht (KG) bei Kindern bzw. in einer Gesamtdosis von 250–500 mg bei Erwachsenen als Dauerprophylaxe über unterschiedliche Zeiträume eingesetzt. Equi et al. empfehlen eine Dauertherapie über mindestens 4–6 Monate [3], da vorher kaum Veränderungen der Lungenfunktionsparameter nachweisbar waren. Zu einer Therapiedauer > 6 Monate liegt nur eine Studie vor [4]. Nach längerer Therapiedauer nimmt der Gewinn an FEV_1 im Vergleich zu Placebo möglicherweise ab und die Nebenwirkungen nehmen zu [3].

Häufigere Gaben scheinen einer Einmalgabe pro Woche hinsichtlich des erreichbaren Wachstumsgewinns und der gastrointestinalen Nebenwirkungsrate überlegen zu sein [5]. Selbst Dosierungen unterhalb der minimalen Hemmkonzentration (MHK) können Effekte erzielen [6], während höhere Dosierungen (z. B. 500 mg täglich) für das Erreichen einer MHK im Gewebe nicht erforderlich sind und die Rate an Nebenwirkungen erhöhen [3].

Wirkung von Azithromycin bei CF

Rationale für die Behandlung

Nach einer Pilotstudie bei 7 pädiatrischen CF-Patienten [7], die erste Hinweise auf mögliche Vorteile einer längerfristigen Therapie mit AZM ergab, wurden weitere doppelblinde, placebokontrollierte

Tabelle 4.5.1 Azithromycin bei Patienten mit cystischer Fibrose: Vergleich von 4 randomisierten, doppelblinden, placebokontrollierten Studien.

Literatur	n	Alter Median (Bereich)	Therapiedauer	Dosis	FEV_1 initial (% pred)	FEV_1-Änderung AZM/Placebo (% pred) Mittelw. (95%-KI)	Klinik
Wolter et al. [9]	60	27,9 (18–44)	3 Mon.	250 mg/d	56,6	3,62 (0,13–7,13)	▪ CRP fiel ab ▪ weniger i. v. Therapien
Equi et al. [3]	41	13,8 (8–18)	6 Mon.	< 40 kg: 250 mg/d ≥ 40 kg: 500 mg/d	60	5,4 (0,8–10,5)	▪ 13/41 > 13% FEV_1-Zunahme ▪ 5/41 > 13% FEV_1-Abnahme ▪ weniger orale Antibiotika ▪ gleich viele Exazerbationen ▪ gleich viele i. v. Therapien
Saiman et al. [9]	185	20,4 (6–39)	5,5 Mon.	< 40 kg: 3 × 250 mg/Woche ≥ 40 kg: 3 × 500 mg/Woche	69,5	6,2 (2,6–9,8)	▪ keine Eradikation von *S. aureus* ▪ 10% weniger neue MRSA im Vergleich mit Placebo
Clement et al. [4]	82	11,0 (6–21)	12 Mon.	< 40 kg: 3 × 250 mg/Woche ≥ 40 kg: 3 × 500 mg/Woche	86,5	– 2,8 (– 10,1–4,5)	▪ signifikant weniger Exazerbationen ▪ signifikant weniger zusätzliche i. v. Therapien ▪ keine schweren Nebenwirkungen

Studien zur AZM-Therapie bei CF durchgeführt (Tab. 4.5.1) [3, 4, 8, 9]. Diese Studien konnten die Wirksamkeit einer Langzeitprophylaxe mit AZM belegen. So kam es unter der Therapie sowohl zu einer Reduktion der Exazerbationsrate (Abb. 4.5.1) und von konsekutiven i. v. Therapien als auch zu einer verbesserten Lungenfunktion und Lebensqualität. Patienten, die homozygot für ΔF508 waren und bei Therapiestart eine stärker eingeschränkte FEV_1 zeigten, profitierten nach Saiman et al. am deutlichsten von AZM [8].

Wirkungsmechanismen

Viele Wirkmechanismen werden für das Antibiotikum AZM postuliert, konnten jedoch nicht reproduzierbar nachgewiesen werden (Abb. 4.5.2). Angenommen werden ein Einfluss auf das Quorum Sensing (Kommunikationssystem von Bakterien) [10], auf die Alginatproduktion [11], auf die Empfindlichkeit gegen Wasserstoffperoxid und Komplement [12] sowie auf die Beweglichkeit der Pseudomonaden. Diese Mechanismen können das verminderte Wachstum und die Suppression der Biofilmbildung der Pseudomonaden erklären. Bereits voll ausgereifte Biofilme werden durch AZM jedoch weniger gestört [6].

Weitere potenzielle Wirkmechanismen sind direkte Einflüsse auf den Entzündungsverlauf [1] über die Reduktion proinflammatorischer Zytokine wie TNF-α [13], die Verminderung der Mukussekretion und die verbesserte Auflösung von Entzündungsreaktionen [14].

Neuere Arbeiten stellen weitere Hypothesen auf. So könnte die Wirkung von AZM auf der Verbesserung der epithelialen Integrität basieren und so die Infiltration der Erreger erschweren [15]. Außerdem wird der oxidative Stress mit konsekutiver

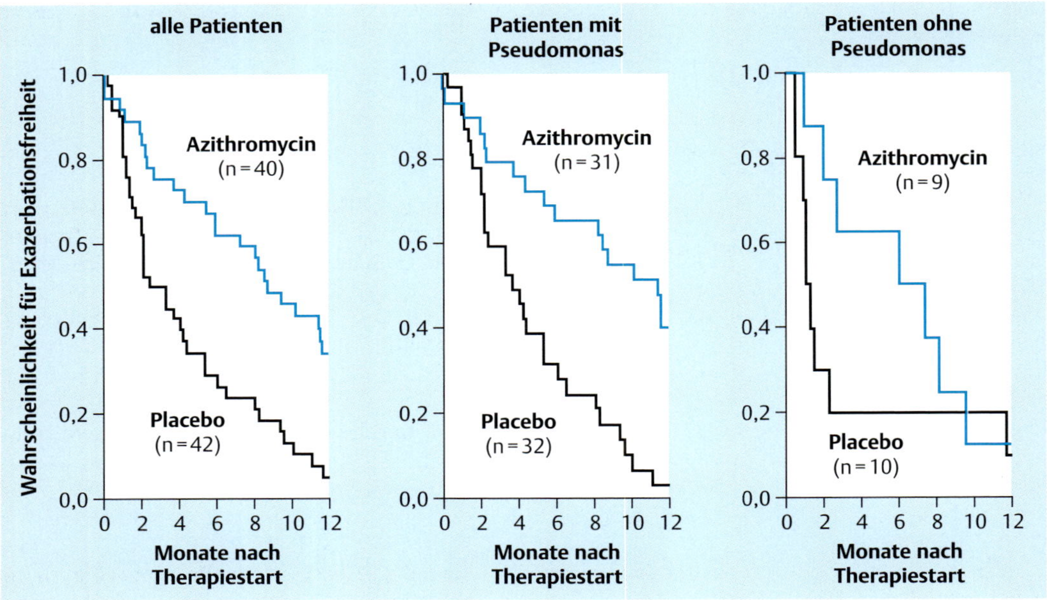

Abb. 4.5.**1** Exazerbationsfreiheit unter einer Therapie mit Azithromycin (nach [4]).

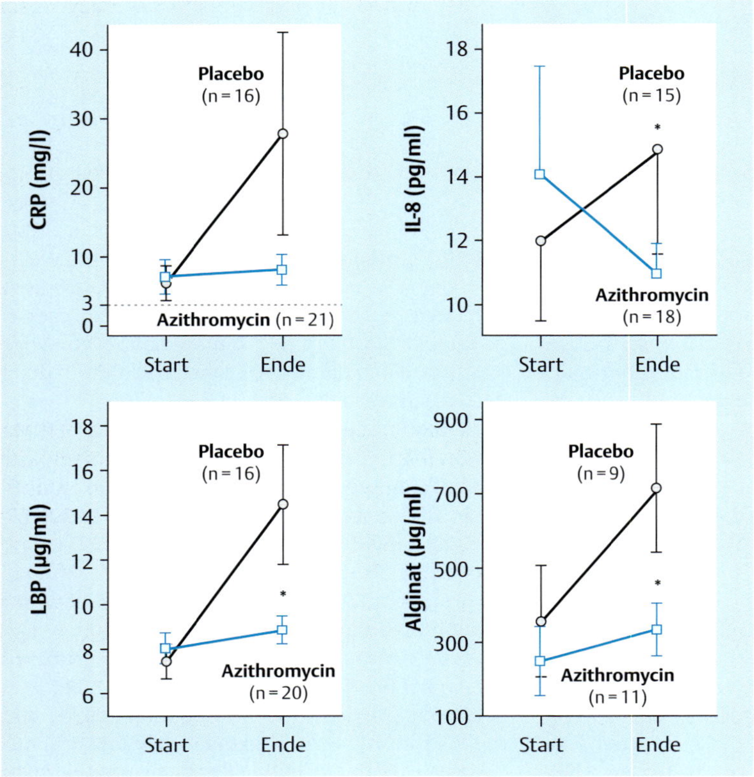

Abb. 4.5.**2** Veränderung der Entzündungsparameter und der Alginatbildung unter einer Therapie mit Azithromycin 1 × pro Woche (nach [11]).

Upregulation der Glutathion-S-Transferase durch AZM vermindert [16]. Die antiinflammatorischen Effekte könnten außerdem auf einer besseren Bakterienclearance beruhen [17]. Zuletzt scheint ein Einfluss auf das Multi-Drug-Resistance-Protein zu einem gesteigerten Chlorid-Efflux aus der apikalen Membran der Epithelzelle zu führen [18].

Mögliche Nachteile und Nebenwirkungen

Obwohl in allen Studien für die Gesamtpopulation ein positiver Effekt gezeigt werden konnte, kam es bei bis zu einem Drittel der Patienten zu einer Verschlechterung des FEV_1. Die Ursache für diese Verschlechterung konnte nicht in allen Fällen aufgeklärt werden. Ein Erklärungsansatz ist die Hemmung der rhDNAse in vitro durch AZM [19]. Die Subgruppenanalyse von Saiman et al. konnte diesen Effekt unter einer Kombinationstherapie jedoch nicht bestätigen [20].

Weitere Nachteile der Langzeittherapie außer den beschriebenen Nebenwirkungen sind vor allem zunehmende Resistenzen [21,22] und eine bakterielle Überwucherung des Darmes [23].

Ausblick und Zusammenfassung

Ausstehende Fragen

Parameter, die den individuellen Verlauf für die Patienten vorhersagen, fehlen. Bei kritischer Durchsicht der Literatur fällt auch auf, dass keine randomisierte Studie vorliegt, die AZM mit einer anderen Antibiotikatherapie vergleicht. Daher ist die allgemeine antibiotische Wirkung von AZM nicht sicher abzuschätzen. Außerdem ist der Einfluss auf koexistente unerkannte Infektionen mit atypischen Mykobakterien und deren Resistenzentwicklung bisher nicht untersucht.

Zusammenfassung

Vier doppelblinde Studien haben nachgewiesen, dass AZM bei CF wirksam ist und die Exazerbationsrate signifikant reduziert. In der neuesten Studie wurde gezeigt, dass dieser Effekt unabhängig von einer Besiedlung mit Pseudomonas auftritt [8]. Der Wirkungsmechanismus von AZM ist noch nicht vollständig geklärt. Vermutlich wirkt es antientzündlich durch Downregulation von Zytokinen und Hemmung der Biofilmbildung von Pseudomonaden. Die Datenlage spricht für eine Behandlung von pseudomonaspositiven Patienten bzw. Patienten, die mit anderen Therapieformen keine ausreichende Kontrolle erreichen.

Literatur

1 Legssyer R, Huaux F, Lebacq J et al. Azithromycin reduces spontaneous and induced inflammation in DeltaF508 cystic fibrosis mice. Respir Res 2006; 7: 134
2 Wilms EB, Touw DJ, Heijerman HGM. Pharmacokinetics and sputum penetration of azithromycin during once weekly dosing in cystic fibrosis patients. J Cyst Fibros 2008; 7: 79–84
3 Equi A, Balfour-Lynn IM, Bush A, Rosenthal M. Long term azithromycin in children with cystic fibrosis: a randomised, placebo-controlled crossover trial. Lancet 2002; 360: 978–984
4 Clement A, Tamalet A, Leroux E, Ravilly S, Fauroux B, Jais J. Long term effects of azithromycin in patients with cystic fibrosis: A double blind, placebo controlled trial. Thorax 2006; 61: 895–902
5 McCormack J, Bell S, Senini S et al. Daily versus weekly azithromycin in cystic fibrosis patients. Eur Respir J 2007; 30: 487–495
6 Gillis RJ, Iglewski BH. Azithromycin retards Pseudomonas aeruginosa biofilm formation. J Clin Microbiol 2004; 42: 5842–5845
7 Jaffé A, Francis J, Rosenthal M, Bush A. Long-term azithromycin may improve lung function in children with cystic fibrosis. Lancet 1998; 351: 420
8 Saiman L, Marshall BC, Mayer-Hamblett N et al. Azithromycin in patients with cystic fibrosis chronically infected with Pseudomonas aeruginosa: a randomized controlled trial. JAMA 2003; 290: 1749–1756
9 Wolter J, Seeney S, Bell S, Bowler S, Masel P, McCormack J. Effect of long term treatment with azithromycin on disease parameters in cystic fibrosis: a randomised trial. Thorax 2002; 57: 212–216
10 Nalca Y, Jänsch L, Bredenbruch F, Geffers R, Buer J, Häussler S. Quorum-sensing antagonistic activities of azithromycin in Pseudomonas aeruginosa PAO1: a global approach. Antimicrob Agents Chemother 2006; 50: 1680–1688
11 Steinkamp G, Schmitt-Grohe S, Döring G et al. Once-weekly azithromycin in cystic fibrosis with chronic Pseudomonas aeruginosa infec-

tion. Respiratory medicine 2008; 102: 1643–1653

12 Hoffmann N, Lee B, Hentzer M et al. Azithromycin blocks quorum sensing and alginate polymer formation and increases the sensitivity to serum and stationary-growth-phase killing of Pseudomonas aeruginosa and attenuates chronic P. aeruginosa lung infection in Cftr(-/-) mice. Antimicrob Agents Chemother 2007; 51: 3677–3687

13 Cigana C, Assael BM, Melotti P. Azithromycin selectively reduces tumor necrosis factor alpha levels in cystic fibrosis airway epithelial cells. Antimicrob Agents Chemother 2007; 51: 975–981

14 López-Boado YS, Rubin BK. Macrolides as immunomodulatory medications for the therapy of chronic lung diseases. Curr Opin Pharmacol 2008; 8: 286–291

15 Halldorsson S, Gudjonsson T, Gottfredsson M, Singh PK, Gudmundsson GH, Baldursson O. Azithromycin maintains airway epithelial integrity during Pseudomonas aeruginosa infection. Am J Respir Cell Mol Biol 2009 [Epub ahead of print]

16 Bergamini G, Cigana C, Sorio C et al. Effects of azithromycin on glutathione-S-transferases in cystic fibrosis airway cells. Am J Respir Cell Mol Biol 2009; 41: 199–206

17 Tsai WC, Hershenson MB, Zhou Y, Sajjan U. Azithromycin increases survival and reduces lung inflammation in cystic fibrosis mice. Inflamm Res 2009; 58: 491–501

18 Oliynyk I, Varelogianni G, Schalling M, Asplund MS, Roomans GM, Johannesson M. Azithromycin increases chloride efflux from cystic fibrosis airway epithelial cells. Exp Lung Res 2009; 35: 210–221

19 Ripoll L, Reinert P, Pépin LF, Lagrange PH. Interaction of macrolides with alpha dornase during DNA hydrolysis. J Antimicrob Chemother 1996; 37: 987–991

20 Saiman L, Mayer-Hamblett N, Campbell P, Marshall BC. Heterogeneity of treatment response to azithromycin in patients with cystic fibrosis. Am J Respir Crit Care Med 2005; 172: 1008–1012

21 Hansen CR, Pressler T, Hoiby N, Johansen HK. Long-term, low-dose azithromycin treatment reduces the incidence but increases macrolide resistance in Staphylococcus aureus in Danish CF patients. J Cyst Fibros 2009; 8: 58–62

22 Tramper-Stranders GA, Wolfs TFW, Fleer A, Kimpen JLL, van der Ent CK. Maintenance azithromycin treatment in pediatric patients with cystic fibrosis: long-term outcomes related to macrolide resistance and pulmonary function. Pediatr Infect Dis J 2007; 26: 8–12

23 Fridge JL, Conrad C, Gerson L, Castillo RO, Cox K. Risk factors for small bowel bacterial overgrowth in cystic fibrosis. J Pediatr Gastroenterol Nutr 2007; 44: 212–218

5 Vermeidung der pulmonalen Infektion

Leitlinien zur Hygiene bei CF – Sinn und Erfolg von Maßnahmen zur Segregation bei CF-Patienten

H. Ellemunter

Die Progression der pulmonalen Erkrankung steht im Zusammenhang mit der Keimbesiedlung und ist Ursache für eine erhöhte Morbidität und Mortalität. Die Keimbesiedlung ist individuell unterschiedlich, transient oder intermittierend, und nicht immer ist eine chronische Besiedlung die Folge. Frühe und aggressive Eradikationsregime führen zu einer deutlichen Verbesserung der Lebenserwartung, auch wenn sie meist die chronische Besiedlung nicht verhindern können. Durch permanente Antibiotikatherapien werden multiresistente Keime selektiert. Diese sind oft leichter übertragbar und virulenter. Die Übertragung epidemischer Stämme mit teilweise fatalen Folgen für die Patienten ist für *Pseudomonas aeruginosa, Staphylococcus aureus* und *Burkholderia cepacia* reichlich belegt [1].

Vermehrte Hinweise für eine Keimübertragung von Patient zu Patient, von kontaminierten Oberflächen und aus der Umgebung führten zur Entwicklung evidenzbasierter Guidelines [2,3]. Vier zentrale Bereiche werden darin zur Infektionsprävention angeführt: Standardhygienemaßnahmen,

Tabelle 5.**1** Evidenzbasierte Hygienemaßnahmen für CF-Patienten im ambulanten und stationären Bereich [1].

Leitlinien-Grundsätze	Evidenzgrad	spezifische Leitlinien-Inhalte
Durchführung der Handhygiene	IA	die Bedeutung der Handhygiene gegenüber dem Patienten und dem Personal in allen klinischen Settings betonen
Verhinderung von sozialen Kontakten zwischen CF-Patienten	IA IB	soziale Kontakte zwischen CF-Patienten in allen klinischen Settings verhindern, um Kontakt mit Atemwegssekreten vorzubeugen mindestens 90 cm Abstand zwischen CF-Patienten in allen klinischen Settings einhalten, um eine Tröpfchen-Übertragung zu verhindern
Implementierung von Vorsichtsmaßnahmen gegen Keimübertragung	IA	Kontakt-Vorsichtsmaßnahmen für MDROs inklusive MRSA einhalten Patienten mit *B.-cepacia*- oder MRSA-Infektion in einem Einzelzimmer unterbringen
Entwicklung einer klinischen CF-Logistik	IA IA	mit BCC infizierte Patienten von anderen Patienten trennen Patienten mit BCC oder multiresistentem *P. aeruginosa* sofort in den Untersuchungsraum nehmen
Umgang mit dem häuslichen Inhaliergerät	IB IB	das Inhaliergerät von Atemwegssekreten reinigen und mit einer der folgenden Methoden desinfizieren: Vaporisator, Mikrowelle oder Spülung mit Desinfektionsmittel Inhaliergerät nicht mit Essigsäure desinfizieren
Routineanwendung einer Maske	unklar	bisher veröffentlichte Daten lassen keine evidenzbasierte Empfehlung zu

BCC = *B.-cepacia*-Komplex, MDOR = Multidrug-resistente Organismen, MRSA = methicillinresistenter *S. aureus*

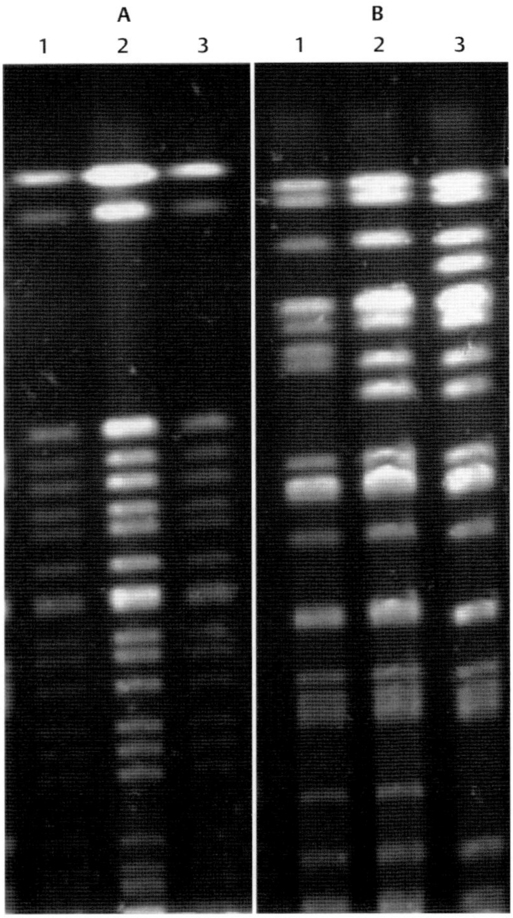

Abb. 5.**1** Puls-Feld-Gel-Elektrophorese zum Vergleich der Isolate aus den Atemwegen und der Umgebung während einer ambulanten Visite. Patient A: *P.-aeruginosa*-Isolate von Sputum 1, Raumluft 2, Hand 3. Patient B: *P.-aeruginosa*-Isolate von Sputum 1, Sputum 2, Raumluft 3 [5].

Vorkehrungen zur Vermeidung der Übertragung, Handhygiene und Maßnahmen in Bezug auf Inhalationsutensilien (Tab. 5.**1**). Höchster Evidenzgrad (IA) der Hygienemaßnahmen besteht für die Annahme, dass alle CF-Patienten übertragbare Keime in ihrem Respirationstrakt haben, im ambulanten und stationären Setting für die Anleitung zur Händedesinfektion von Personal und Patienten, für die Trennung von Patienten mit epidemisch wichtigen Keimen (wie *Burkholderia-cepacia*-Komplex [BCC], methicillinresistenten *Staphylococcus aureus* [MRSA] und multiresistentem *Pseudomonas aeruginosa*), für die stationäre Trennung und die Unterbringung von Patienten mit BCC, MRSA oder vancomycinresistenten Enterokokken in Einzelzimmern mit Nasszelle ohne Benutzung eines/einer gemeinsamen Bades/Dusche. Im ambulanten Bereich soll durch kurze Wartezeit gemeinsames Warten vermieden werden.

Voraussetzung für die gezielte Beratung und Zuteilung zu spezifischen Hygienemaßnahmen ist die Information über die Keimbesiedlung, d. h. die Verfügbarkeit vierteljährlicher Sputumbefunde.

Respiratorische Keime können an Oberflächen überleben und die Umgebung kontaminieren. Nicht mukoide Pseudomonas-Stämme können an trockenen Oberflächen 24 Stunden überleben, mukoide 48 Stunden und im Sputum mehrere Tage. Vor allem das Inhalationsbesteck und der Raum der Physiotherapie bedürfen besonderer Maßnahmen. So ist die höchste Keimbelastung der Luft und somit das größte Risiko einer Kontamination im Krankenzimmer nach dem Aufwachen des Patienten und nach erfolgter Physiotherapie zu verzeichnen [4]. Zu beachten ist dies auch für nacheinander erfolgende physiotherapeutische Behandlungen im ambulanten Setting. Oberflächen von Therapie- und Untersuchungsräumen müssen nach jedem Patienten desinfiziert werden. Publikationen über die Keimbelastung (Abb. 5.**1**) bezeugen die Bedeutung konsequenter Oberflächendesinfektion, Raumlüftung und wiederholter Händedesinfektion, wenn die Kontaminationrate bzw. Re-Kontaminationsrate im Rahmen eines Ambulanzbesuchs reduziert werden soll [5]. Es muss eine Möglichkeit zur Händedesinfektion für Patienten beim Betreten und Verlassen des Ambulanzbereichs gegeben. Dies gilt auch für die Durchführung anderer Untersuchungen, wie Lungenfunktionsmessungen [4] oder Bildgebung. Auch außerhalb des klinischen Settings wurden Infektionen aus kontaminierten Oberflächen (Zahnarzt, Schwimmbäder, Whirlpool, Befeuchter, Waschbecken) publiziert.

Die Trennung der Patienten mit BCC und multiresistenten, leicht übertragbaren Keimen ist weitgehend akzeptiert [6], der Erfolg dieser Maßnahmen eindrücklich belegt. Reichlich Diskussion gibt es hingegen, bei welchen anderen Keimen eine Patiententrennung nötig ist [7] und ob die bei BCC erfolgreichen Maßnahmen ausgeweitet werden sollen. Am Beispiel des Erwachsenen-CF-Zentrums in Manchester konnte kürzlich eindrücklich gezeigt werden, wie die Inzidenz für übertragbare *B.-ceno-*

cepacia-Stämme durch Hygienemaßnahmen und Patiententrennung abnimmt, aber nicht die Akquisition einzelner anderer BCC-Stämme wie *B. multivorans* verhindert werden kann [8], sodass eine weitere Kohortentrennung diskutiert wird. Für *P.-aeruginosa*-besiedelte Patienten wurde eine Kohortentrennung bereits erfolgreich am Zentrum in Kopenhagen umgesetzt und wird im Europäischen Konsensus wie folgt vorgeschlagen [3]: Patienten ohne *P. aeruginosa*, mit intermittierender Infektion/Besiedlung, mit chronischer Infektion/Besiedlung und antibiotisch empfindlichem Stamm sowie für Patienten mit chronischer Infektion/Besiedlung mit antibiotisch resistentem Stamm.

Bezüglich des Tragens von Masken durch Patienten gibt es derzeit keine einheitliche Haltung, wenn dies auch zunehmend propagiert wird.

Für die praktische Umsetzung der Hygienemaßnahmen sind die Einbeziehung der Patienten und ihrer Angehörigen sowie die kontinuierliche Schulung des Personals von entscheidender Bedeutung.

In einer Umfrage zum Vorliegen schriftlicher Handlungsanweisungen und deren Umsetzung in CF-Zentren zeigte sich, dass etliche Barrieren bei der Implementierung der vorgeschlagenen Richtlinien bestehen [9,10]. Eines der größten Hindernisse liegt in der mangelnden Kenntnis der detaillierten Empfehlungen (Guidelines). Am auffälligsten sind das Nichtbeachten der Kontaminationsgefahr durch das Inhalierbesteck und die Diskrepanz in der Konsistenz der Vorgaben zwischen klinischem und außerklinischem Bereich.

Literatur

1 Zuckerman JB, Seder BD. Infection control practice in cystic fibrosis centers clinics. Clin Chest Med 2007; 28: 381–404
2 Saiman L, Siegel J. Infection control in cystic fibrosis. Clin Microbiol Rev 2004; 17: 57–71
3 Doring G, Hoiby N for the Consensus Study Group. Early intervention and prevention of lung disease in cystic fibrosis: a European Consensus. J Cyst Fibros 2004; 3: 67–91
4 Ferroni A, Werkhauser-Bertrand A, Le Bourgeois M et al. Bacterial contamination in the environment of hospitalized children with cystic fibrosis. J Cyst Fibros 2008; 7: 477–482
5 Zuckerman JB, Zuaro EB, Prato SB, Ruoff LK, Sawicki WR, Quinton BH, Saiman L, the Infection Control Study Group. Bacterial contamination of cystic fibrosis clinics. J Cyst Fibros 2009; 8: 186–192
6 Vonberg RP, Gastmeier P. Isolation of infectious cystic fibrosis patients: results of a systemic review. Infect Control Epidemiol 2005; 26: 401–409
7 O'Malley C. Infection control in cystic fibrosis: cohorting, cross-contamination, and the respiratory therapist. Respir Care 2009; 54: 641–655
8 France MW, Dodd EM, Govan RJ, Doherty JC, Webb AK, Jones MA. The changing epidemiology of Burkholderia species infection at an adult cystic fibrosis centre. J Cyst Fibros 2008; 7: 368–372
9 Zhoe J, Garber E, Saiman L. Survey of infection control policies for patients with cystic fibrosis in the US. Am J Infect Control 2008; 36: 220–222
10 Garber E, Desai M, Zhou J, Alba L, Angst D, Cabana M, Saiman L, the CF Infection Control Study Consortium. Barriers to adherence to cystic fibrosis infection control guidelines. Pediatr Pulmonol 2008; 43: 900–907

6 Spezielle Probleme

6.1 Pneumotrope Viren und CF

F. Wantke

Virale Infekte kommen bei CF-Patienten zwar genauso häufig wie bei Nicht-CF-Patienten vor, sind aber mit einer deutlich ausgeprägteren Symptomatik der oberen und unteren Atemwege assoziiert.

Relevante Viren

Im Literaturreview von van Ewijk et al. wurde gezeigt, dass bei fast 60% der CF-Patienten mit Atemwegsinfekten Viren isoliert werden konnten [1]. Die angeführten Zahlen betreffen Erwachsene und Kinder, wobei virale Infekte bei Kindern eher häufiger vorkommen (Tab. 6.1.**1**).

Aufgrund der unterschiedlichen Nachweismethoden sind ältere Studien nicht mit neuen Arbeiten zu vergleichen, da die PCR- und NASBA-Technik (Nucleic Acid Sequence Based Amplification) aufgrund ihrer höheren Sensitivität naturgemäß mehr Viren nachweisen. In einer Studie von Wat aus dem Jahr 2008 wird mit 46% Virennachweis ein neuer Höchstwert markiert [3]. Zuletzt wurden erstmals auch Picornaviren Klasse 4 und Metapneumonievirus [3] sowie Coronaviren [4] bei CF-Patienten isoliert. Daher ist zu erwarten, dass in den nächsten Jahren noch häufiger Viren bei CF-Exazerbationen nachgewiesen werden können.

Immunmodulierende Wirkung von Viren

Im Jahr 2003 wurde gezeigt, dass CF-Epithelzellen weniger resistent gegen virale Infekte sind. Dafür werden eine Störung der Stat-1-Aktivierung und eine fehlende NO-Synthetase-2-Freisetzung als Pathomechanismen verantwortlich gemacht [5,6].

In einem Zilienmodell konnten Tarran et al. zeigen, dass es nach einer RS-Vireninfektion von CF-Epithelzellen zu einer Abnahme der periziliären Flüssigkeit kommt und somit zu einer weiteren Kompromittierung der bereits pathologisch verringerten mukoziliären Clearance [7]. Als Pathomechanismus konnte eine virusinduzierte Erhöhung der extrazellulären ATPase-Aktivität nachgewiesen werden. Grund dafür ist eine erhöhte eNPP-Aktivität (ekto-Nukleotid-Pyrophosphatase/Phosphohydrolase), die zu einer Hydrolyse von ATP führt.

Tabelle 6.**1**.**1** Häufigkeit von Viren bei CF-Exazerbationen (Review aus 11 Arbeiten). Die Daten stammen aus pädiatrischen Kliniken, lediglich eine Arbeit beschreibt nur erwachsene Patienten. Nachweismethoden: Immunfluoreszenz (n = 4), Kultur (n = 9), Serologie (n = 8) oder PCR (n = 3). Zum Vergleich virale Exazerbationen bei COPD-Patienten [2].

Viren	Patienten mit CF	Patienten mit COPD
Influenza	12–27%	5–10%
Parainfluenza	5–43%	5–10%
RS-Viren (Respiratory Syncytial)	9–58%	5–10%
Rhinoviren	9–58%	20–25%
Adenoviren	8–15%	3–5%

Infiziert man die Monozyten-Zelllinie THP-1 mit RS-Viren, zeigt sich, dass einerseits die Bakterienadhärenz von *Haemophilus influenzae* und *Moraxella catharalis*, nicht aber von *Streptococcus pneumoniae* an den Zellen reduziert ist und dass andererseits die Phagozytosefähigkeit der Monozyten vermindert ist. Erklärbar ist das Phänomen mit einer verminderten Expression von CD11a-, CD14-, CD15-, CD18- und CD29-Antigenen an der Zelloberfläche von infizierten Zellen. Auch ist die TNF-α-Sekretion vermindert. Folglich können mehr

Tabelle 6.1.2 In Zellkulturen (HEp-2, A549, HeLa, Trachealzellen, Nasopharyngealzellen, Otitis-media-Modell und Madin-Darby-Nierenzellen) wurden folgende Interaktionen beschrieben (nach [13]).

	Influenza-A-Viren	RS-Viren (Respiratory Syncytial)	Rhinoviren
Staphylococcus aureus	+	+	+
Streptococcus pneumoniae	+		+
Streptococcus pyogenes	+		+
Streptokokken Gruppe B	+		
Haemophilus influenzae	+	+	
Neisseria meningitidis		+	
Bordetella pertussis		+	

Bakterien in der Umgebung von RS-Virus-infizierten Monozyten überleben [8].

Interaktion zwischen Viren und Bakterien

In einem CF-Modell wurde unter Verwendung der drei Zelllinien IB3-1 (CF-Zelllinie), HEp-2 und A549 (beides Nicht-CF-Zelllinien) die Auswirkung einer RS-Vireninfektion auf die Zelladhärenz von Pseudomonaden untersucht [9]. RS-Viren-infizierte Zellen zeigten eine erhöhte Adhärenz zu mukoiden und nicht mukoiden *P. aeruginosa*, wobei sich zwischen CF- und Nicht-CF-Zelllinien kein Unterschied fand. Eine besonders intensive Adhärenz von *P. aeruginosa* wurde erreicht, wenn RS-Viren und Pseudomonaden gleichzeitig der Zellkultur zugefügt wurden. Interessanterweise konnte die Zugabe von Heparin die RS-Viren-Infektion der IB3-1-Zellen signifikant unterbinden. Zu erklären ist dieser Umstand damit, dass RS-Viren über das Glykoprotein G an Zellen binden und Heparin ein Glykoprotein-G-Inhibitor ist. Mögliche therapeutische Konsequenzen werden zumindest diskutiert.

Dass Viren Wegbereiter für bakterielle Infektionen sind, wurde bereits im Rahmen der Grippeepidemie 1918 vermutet [10], obwohl damals noch keine Viren nachweisbar waren (Erstbeschreibung

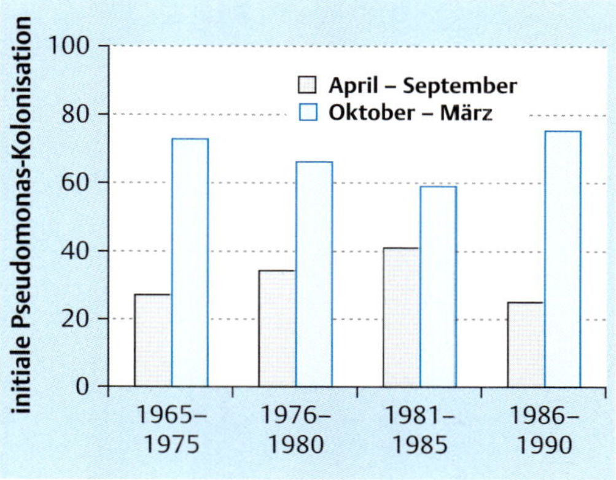

Abb. 6.1.1 Zunahme von bakteriellen Infekten während der Herbst- und Wintermonate bei CF-Patienten (nach [15]).

des Influenzavirus: Smith et al., Lancet 1933). In einem beeindruckenden Mausmodell konnten Okamoto et al. zeigen, dass die Inhalation von *Streptococcus pyogenes* nur in Kombination mit Influenza-A-Viren zu Pneumonien führte [11]. Wurden die Mäuse mit einem monoklonalen Anti-Hämagglutinin-Antikörper vorbehandelt, überlebten sie die Inhalation von *S. pyogenes*, ohne eine Pneumonie zu entwickeln. Ein ähnliches Experiment von Peltola et al. zeigte, dass die Gabe des Neuraminidase-Inhibitors Oseltamivir auch 5 Tage nach der Influenzavirus-Infektion die Mäuse vor einer bakteriellen Superinfektion mit Pneumokokkus D39 schützen konnte [12]. Die verwendete Dosis lag mit 10 mg/kg KG 10-mal höher als bei Menschen (1–2 mg/kg KG). Obwohl die Mechanismen noch nicht vollständig aufgeklärt sind, scheinen sowohl Neuraminidase als auch Hämagglutinin adjuvant bei der bakteriellen Adhärenz von Streptokokken am respiratorischen Epithel zu wirken [13,14]. Eine Übersicht zur bakteriellen Adhärenz bei virusinfizierten Zellkulturen wurde von Hament et al. in einem Review vorgestellt [13] (Tab. 6.1.2).

Virale Infekte und bakterielle Besiedlung

Schon vor über 40 Jahren stellte eine dänische Arbeitsgruppe um Johansen fest, dass Pseudomonas-Neuinfektionen deutlich häufiger während der Herbst- und Wintermonate stattfanden [15] (Abb. 6.1.1). Eine Assoziation zu viralen Infekten

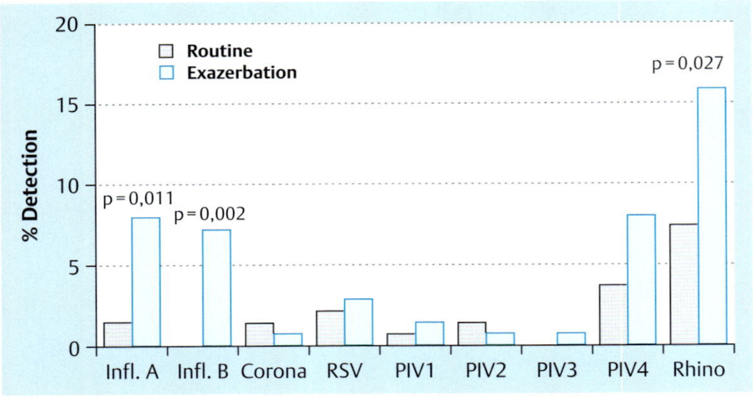

Abb. 6.1.**2** Virusnachweis während Exazerbationen und stabilen Phasen bei Kindern und Jugendlichen mit CF (nach [3]).

wurde vermutet. Die Epithelschädigung durch Viren erleichtert die bakterielle Kolonisation, wobei auch die erhöhte Bakterienadhärenz am Epithel essenziell sein mag. Die verminderte mukoziliäre Clearance und Phagozytose kompromittiert die Abwehrlage des Wirtes zusätzlich. Laut älterer Literatur finden 60–70% aller neuen bakteriellen Kolonisationen während der Virensaison statt [16–18]. Das Zeitfenster beträgt zumeist 3 Wochen nach dem viralen Infekt, insbesondere für die Kolonisation mit *P. aeruginosa*, die laut Collinson et al. mit bis zu 85% beschrieben wird [1, 17].

Andererseits kommen Ramsey et al. in ihrer Untersuchung zu dem Schluss, dass virale Infekte möglicherweise protektiv gegen bakterielle Infekte wirken [19]. Zusätzlich fanden sie, dass Patienten, die bereits mit *P. aeruginosa* besiedelt sind, vor viralen Infekten geschützt waren. In ihrer rezentesten Untersuchung konnten Wat et al. keine Zunahme an bakteriellen Infekten während viraler Infekte feststellen [3] und machten die hohe Zahl an Kolonisationen mit *P. aeruginosa* (21%) bzw. *S. aureus* (10%) ihrer Patienten für dieses Resultat verantwortlich.

Virale Infekte und Lungenfunktion

Virale Atemwegsinfekte gehen mit einer Verschlechterung der Lungenfunktion einher. Einerseits wird, wie bei Collinson et al., eine reversible Abnahme der Lungenfunktionsparameter FEV_1 und FVC beschrieben [17], anderen Quellen zufolge führen virale Infekte zu persistierenden Verschlechterungen der Lungenfunktion [20], wobei hierzu sicherlich die Kombination mit einer bakteriellen Superinfektion nötig ist. Ramsey et al. wiederum konnten keine negativen Effekte von viralen Infekten auf die Lungenfunktion finden [19].

Virale Infekte und CF-Exazerbationen

Es wird angenommen, dass fast die Hälfte (40%) der akuten Exazerbationen bei CF-Patienten virusassoziiert sind [1]. Virusinfekte führen zur Zunahme der Symptomatik, zu verlängerter Hospitalisierung und zum vermehrten Gebrauch von Antibiotika. Zusätzlich erhöht sich prognostisch die Exazerbationsrate. Nach neueren Untersuchungen von Wat et al. [3] und van Ewijk et al. [4] bei Kindern und Jugendlichen muss ein viraler Infekt nicht automatisch mit einer erhöhten Hospitalisationsrate einhergehen. Möglicherweise schützt der großzügige Einsatz von Antibiotika die CF-Patienten vor krankenhauspflichtigen Exazerbationen. Zusätzlich konnten Wat et al. lediglich für Influenza-A- und -B-Viren sowie Rhinoviren eine signifikante Assoziation zu Exazerbationen finden [3] (Abb. 6.1.**2**).

Virusassoziierte Pneumonien

Echte virale Pneumonien sind eine Seltenheit, können aber mitunter fulminante Verläufe zeigen. Die sekundäre bakterielle Superinfektion mit *S. pneumoniae, S. aureus* oder *H. influenzae* ist die klassische Komplikation einer Infektion mit Influenza A. Die Letalität sekundärer Pneumonien bei Influenza liegt bei 25%. Die Grippeepidemie des Jahres 1918 hat weltweit geschätzte 50 Millionen Todesopfer gefordert, wobei die meisten Patienten an einer sekundären Pneumonie verstorben sind [11].

Tabelle 6.1.3 Dosierungsempfehlung zugelassener Neuraminidase-Inhibitoren.

Oseltamivir	
therapeutisch	2 × 75 mg über 5 Tage
postexpositionell	1 × 75 mg über 7 Tage
prophylaktisch	1 × 75 mg über 6 Wochen
Zanamivir	
inhalativ	2 × 5 mg über 5 Tage

Therapie, Prophylaxe und Impfungen

Die therapeutischen Optionen bei viralen Infekten sind limitiert. Bei Influenza A und B können die Neuraminidase-Inhibitoren Oseltamivir oder Zanamivir eingesetzt werden (Tab. 6.1.3).

Viruspneumonien durch Varizellen, Herpes- und Ebstein-Barr-Viren können mit Aciclovir therapiert werden. Der Wert neuer antiviraler Therapien (z. B. Pleconaril gegen Rhinoviren) bzw. Impfungen (z. B. der monoklonale Antikörper Palivizumab gegen Parainfluenza-Viren) wird sich zeigen, wenn auch für letztere Therapie schon vielversprechende Daten existieren [21]. Bei transplantierten Patienten empfiehlt sich Valganciclovir zur Zytomegalie-Virus-(CMV-)Prophylaxe.

Prophylaktisch empfiehlt sich die jährliche Influenza-Impfung [22], für die zuletzt von Wat et al. [23], wenn auch in einer kleineren Studie, eine signifikante Wirksamkeit nachgewiesen werden konnte. Die Studie steht somit im Widerspruch zur negativen Empfehlungen für CF-Patienten in der letzten Cochrane-Metaanalyse [24]. Eine frühzeitige antivirale Therapie bei Verdacht auf Influenza bzw. eine Prophylaxe während der Influenza-Expositionszeit erscheint sinnvoll, wenn auch die Datenlage inkonklusiv ist.

Zusammenfassung

Neue Untersuchungen lassen den oftmals beschriebenen Zusammenhang zwischen viralen Infekten und bakterieller Kolonisation nicht mehr uneingeschränkt stehen. Aufgrund der modernen Nachweismethoden für Viren (PCR und insbesondere NASBA) werden die nächsten Jahre zeigen, wie weit die postulierten Zusammenhänge zwischen viralen und bakteriellen Infekten und der Krankheitsprogression bei CF-Patienten, insbesondere bei erwachsenen, bereits mit *P. aeruginosa* kolonisierten CF-Patienten, gültig sind.

Literatur

1. van Ewijk BE, van der Zalm MM, Wolfs TFW, van der Ent CK. Viral respiratory infections in cystic fibrosis. J Cyst Fibros 2005; 4: 31–36
2. Sethi S, Murphy TF. Infection in the pathogenesis and course of chronic obstructive pulmonary disease. N Eng J Med 2008; 359: 2355–2365
3. Wat D, Gelder C, Hibbits S et al. The role of respiratory viruses in cystic fibrosis. J Cyst Fibros 2008; 7: 320–328
4. van Ewijk BE, van der Zalm MM, Wolfs TFW, Fleer A, Kimpen JLL, Wilbrink B, van der Ent CK. Prevalence and impact of respiratory viral infections in young children with cystic fibrosis: prospective cohort study. Pediatrics 2008; 122: 1171–1176
5. Zheng S, De BP, Choudhary S et al. Impaired innate host defense causes susceptibility to respiratory virus infections in cystic fibrosis. Immunity 2003; 18: 619–630
6. Xu W, Zheng S, Goggans TM et al. Cystic fibrosis and normal human airway epithelial cell response to influenza viral infection. J Interfer & Cytokine Res 2006; 26: 609–627
7. Tarran R, Button B, Picher M et al. Normal and cystic fibrosis airway surface liquid homeostasis. J Biol Chem 2005; 280: 35751–35759
8. Raza MW, Blackwell CC, Elton RA, Weir DM. Bactericidal activity of a monocytic cell line (THP-1) against common respiratory tract bacterial pathogens is depressed after infection with respiratory syncytial virus. J Med Microbiol 2000; 49: 227–233
9. van Ewijk BE, Wolfs TFW, Aerts PC, van Kessel KPM, Fleer A, Kimpen JLL, van der Ent CK. RSV mediates pseudomonas aeruginosa binding to cystic fibrosis and normal epithelial cells. Pediatr Res 2007; 61: 398–403
10. Okamoto S, Kawabata S, Nakagawa I, Okuno Y, Goto T, Sano K, Hamada S. Influenza A virus-infected hosts boost an invasive type of Streptococcus pyogenes infection in mice. J Virol 2003; 77: 4104–4112
11. Taubenberger JK, Morens DM. The pathology of influenza virus infections. Annu Rev Pathol 2008; 3: 499–522

12 Peltola VT, McCullers JA. Respiratory viruses predisposing to bacterial infections: role of neuraminidase. Pediatr Infect Dis J 2004; 23: S87–97
13 Hament JM, Kimpen JLL, Fleer A, Wolfs TFW. Respiratory viral infection predisposing for bacterial disease: a concise review. FEMS Immunology and Medical Microbiology 1999; 26: 189–195
14 McCullers JA. Insights into the interaction between influenza virus and pneumococcus. Clin Microbiol Rev 2006; 19: 571–582
15 Johansen HK, Hoiby N. Seasonal onset of initial colonisation and chronic infection with pseudomonas aeruginosa in patients with cystic fibrosis. Thorax 1992; 47: 109–111
16 Hiatt PW, Grace SC, Kozinetz CA, Raboudi SH, Treece DG, Taber LH, Piedra PA. Effects of viral lower respiratory tract infection on lung function in infants with cystic fibrosis. Pediatrics 1999; 103: 619–626
17 Collinson JKG, Nicholson KG, Canico E et al. Effects of upper respiratory tract infections in patients with cystic fibrosis. Thorax 1992; 51: 1115–1122
18 Wat D. Impact of respiratory viral infections on cystic fibrosis. Postgrad Med J 2003; 79: 201–203
19 Ramsey BW, Gore EJ, Smith AL, Cooney MK, Redding GJ, Foy H. The effect of respiratory viral infections on patients with cystic fibrosis. Am J Child Dis 1989; 143: 662–668
20 Wang EE, Prober CG, Manson B, Corey M, Levison H. Association of respiratory viral infections with pulmonary deterioration in patients with cystic fibrosis. N Eng J Med 1984; 311: 1653–1658
21 Speer ME, Caraciolo JF, Boron M, Groothuis JR. Use of palivizumab for prevention of hospitalization as a result of respiratory syncytial virus in infants with cystis fibrosis. Pediatr Infect Dis J 2008; 6: 559–561
22 Malfroot A, Adam G, Ciofu O et al. Immunisation in the current management of cystic fibrosis patients. J Cyst Fibros 2005; 4: 77–87
23 Wat D, Gelder C, Hibbits, Bowler I, Pierrepoint M, Evans R, Doull I. Is there a role for influenza vaccination in cystic fibrosis? J Cyst Fibros 2008; 7: 85–88
24 Tan A, Bhalla P, Smyth R. Vaccines for preventing influenza in people with cystic fibrosis. Cochrane Database Syst Rev 2000; 2: CD001753

6.2 Anaerobier bei CF

J. Bargon, S. Besier

Geschichte der Anaerobier

Anaerobier sind Bakterien, die in Abwesenheit von Sauerstoff wachsen. Obligat anaerobe Keime tolerieren Sauerstoff nicht, fakultativ anaerobe, und das sind die meisten klinisch relevanten, können jedoch sowohl in Gegenwart von Sauerstoff als auch bei dessen Fehlen wachsen.

Louis Pasteur kultivierte als Erster das anaerobe Bakterium *Clostridium butyricum* im Jahr 1862. Smith fand 1930, dass Keime aus Zahnfleischtaschen die gleichen waren wie in Lungenabszessen und dass Aspiration die wahrscheinlichste Ursache war.

Wenn wir uns die physiologische Flora unseres Organismus ansehen, erkennen wir, dass ein Großteil der uns besiedelnden und in uns lebenden Bakterien Anaerobier sind (in Zahntaschen befinden sich ca. 1000-mal mehr Anaerobier als Aerobier, im Kolon ebenso). Erkrankungen, bei denen wir heute an Anaerobier denken, sind insbesondere Lungenabszesse (nach Aspiration), Hirnabzesse, Infektionen im Mund- und Kieferbereich sowie intraabdominelle Infektionen.

Anaerobier und CF

Im Rahmen chronisch-rezidivierender Lungeninfektionen bei CF spielen aus pathophysiologischer Sicht insbesondere Keime wie *Pseudomonas aeruginosa*, *Staphylococcus aureus*, der *Burkholderia-ce-*

pacia-Komplex und *Haemophilus influenzae* eine entscheidende Rolle. Bereits 1990 beschrieben Jewes und Spencer, dass in 26 von 109 Sputen von CF-Patienten Anaerobier nachweisbar waren [1]. Auch klinisch haben wir bei CF-Patienten nicht selten den Verdacht auf eine Infektion mit anaeroben Keimen, z. B. dann, wenn unsere initiale Antibiotikatherapie nach Antibiogramm nicht anspricht und erst der Wechsel zu einem Antibiotikum, das aerobe und anaerobe Keime erfasst (z. B. Meropenem), zu einer Besserung der Klinik führt. Zwar können wir in diesen Fällen oft keine anaeroben Keime nachweisen, zu bedenken ist jedoch, dass der Anaerobier-Nachweis nur bei optimalem Transport (ohne Sauerstoffzutritt) und adäquaten Kulturbedingungen gelingt.

Mit neuen molekularbiologischen Methoden konnte bestätigt werden, dass Anaerobier in der Lunge bei CF verhältnismäßig häufig nachweisbar sind und dass es sich dabei um ähnliche Spezies handelt wie bei Lungenabszessen, nosokomialen Pneumonien und Empyem [2–4].

Worlitzsch et al. [5] publizierten 2002 die interessante Arbeit über die anaeroben Verhältnisse in CF-Lungen, die eine daraus gefolgerte Hypothese der CF-Lungen-Pathophysiologie beschrieb: Bedingt durch den veränderten Chloridkanal und die damit auch gestörte Natriumregulation in der CF-Lunge, kommt es zu einem für CF typischen steilen pO_2-Abfall in der Airway Surface Fluid und im Mukus, der zu fast anaeroben Verhältnissen führt. In diesem anaeroben Milieu siedeln sich Bakterien an, auch *Pseudomonas aeruginosa*, der in Folge seiner Adaptationsmechanismen vermehrt Alginat produziert und Makrokolonien bildet. Diese Makrokolonien widerstehen natürlichen Abwehrversuchen des Körpers, auch durch Neutrophile, da diese meist aerobe Verhältnisse benötigen.

Es lag daher nahe, intensiver zu untersuchen, ob in diesem Mukus Anaerobier ein gutes Milieu finden, um zu gedeihen und möglicherweise in der Pathophysiologie der Lungenerkrankung bei CF eine bisher nicht bekannte und beachtete Rolle zu spielen.

Die Arbeitsgruppe von Elborn publizierte 2008 eine Arbeit, die sich mit diesem Thema beschäftigte [6]. Sputumproben von CF-Patienten und gesunden Probanden sowie die BAL von CF-Kindern wurden unter strikt anaeroben Bedingungen nach raschem Transport ins Labor angelegt, Keime isoliert und Antibiogramme erstellt. In dieser Studie konnten Anaerobier insbesondere der Gattungen *Prevotella, Veillonella, Propionibacterium* und *Actinomyces* in 42 von 66 (64%) Sputen von CF-Patienten nachgewiesen werden, zumeist in einer vergleichbaren oder höheren Keimzahl als *Pseudomonas aeruginosa* (Abb. 6.2.**1**). Die anaeroben Keime, die gefunden wurden, gehören zur physiologischen Flora des Oropharynx. Interessanterweise erhöhte eine Kolonisation mit *Pseudomonas aeruginosa* signifikant die Wahrscheinlichkeit des Vorhandenseins von anaeroben Keimen im Sputum. Die Autoren verglichen dann die Gruppen der Patienten mit und ohne Anaerobier im Sputum und konnten keinen Unterschied in der Lungenfunktion, in der Anamnese früher erhaltener antibiotischer i. v. Therapien, in der Zeitspanne bis zur letzten Exazerbation oder in der antibiotischen Dauertherapie feststellen. In der BAL der CF-Kinder konnten auch bei 5 von 10 Proben Anaerobier gefunden werden, allerdings in wesentlich niedrigeren Keimzahlen als bei den Sputumuntersuchungen. Auch bei den gesunden Probanden konnten in 16 von 20 Fällen anaerobe Keime im Sputum nachgewiesen werden, aber auch hier nur in niedriger Keimzahl und andere Spezies. Bei der Untersuchung der Antibiotikaempfindlichkeit der anaeroben Keime zeigte sich, dass alle nachgewiesenen Bakterien sensibel für Meropenem getestet wurden. *Actinomyces* und *Propionibakterien* waren wie erwartet häufig resistent gegen Nitroimidazole, 50% der *Prevotella*-Isolate jedoch zeigten ungewöhnlicherweise eine Resistenz gegenüber Metronidazol.

Aus dieser Studie ergeben sich Fragen, die durch weitere Studien überprüft werden müssen:

1. Spielen Anaerobier eine Rolle in der Pathophysiologie der CF-Lungenerkrankung?
2. Wenn ja, welche Spezies sind hierbei relevant für die Pathophysiologie?
3. Sollen wir in Zukunft trotz der schwierigen Detektion und der daraus resultierenden gesteigerten Kosten gezielt nach Anaerobiern suchen und sie bei Nachweis behandeln?

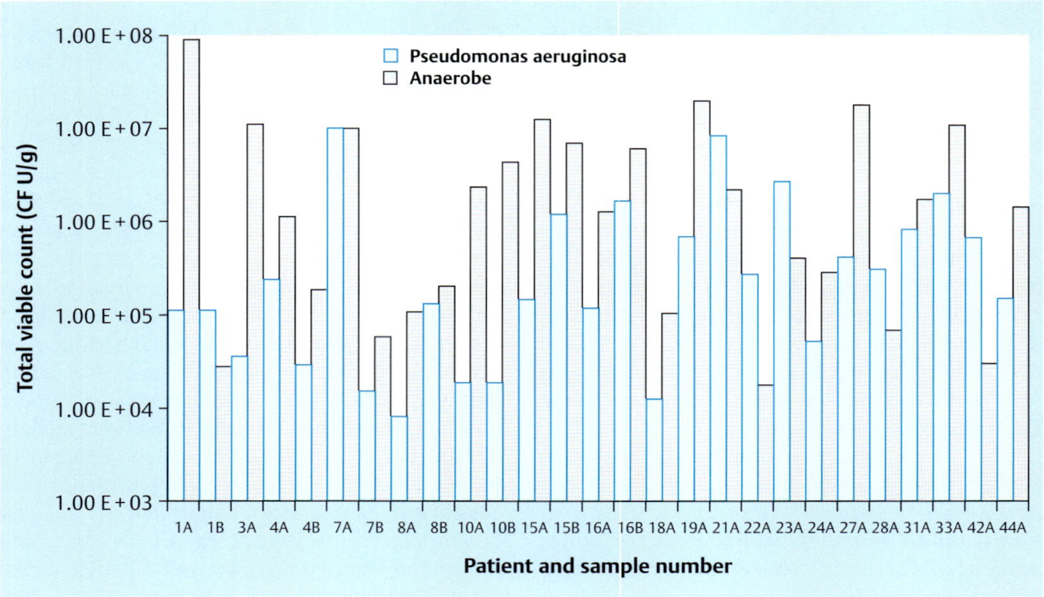

Abb. 6.2.**1** Keimzahl (total viable count, CFU/g) von *Pseudomonas aeruginosa* und anaeroben Isolaten aus dem Sputum von CF-Patienten (aus [6]).

Literatur

1 Jewes LA, Spencer RC. The incidence of anaerobes in the sputum of patients with cystic fibrosis. J Med Microbiol 1990; 31: 271–274

2 Roger GB, Carroll MP, Seresie DJ, Hockey PM, Jones G, Bruce KD. Characterization of bacterial community diversity in cystic fibrosis lung infections by use of 16S ribosomal DNA terminal restriction fragment length polymorphism profiling. J Clin Microbiol 2004; 42: 5176–5183

3 Roger GB, Carroll MP, Serisier DJ et al. Use of 16S rRNA Gene Profiling by terminal restriction fragment polymorphism analysis to compare bacterial communities in sputum and mouthwash samples from patients with cystic fibrosis. J Clin Microbiol 2006; 44: 2601–2604

4 Rogers GB, Carroll MP, Seresie DJ, Hockey PM, Kehagia V, Jones GR, Bruce KD. Bacterial activity in cystic fibrosis lung infections. Resp Res 2005; 6: 49–61

5 Worlitzsch D, Tarran R, Ulrich M et al. Effects of reduced mucus oxygen concentration in airway Pseudomonas infections of cystic fibrosis patients. J Clin Invest 2002; 109: 317–325

6 Tunney MM, Field TR, Moriarty TF et al. Detection of anaerobic bacteria in high numbers in sputum from patients with cystic fibrosis. Am J Resp Crit Care Med 2008; 177: 995–1001

6.3 Infektionen durch nicht tuberkulöse Mykobakterien bei CF

S. Blaas

CF-Patienten sind mit zunehmendem Alter vermehrt von Infektionen durch nicht tuberkulöse Mykobakterien (NTM) betroffen. Dabei ist die Abgrenzung einer Kolonisation von einer echten Infektion nicht immer einfach. Aufgrund der bei fortgeschrittener CF bestehenden pathologischen Lungenveränderungen ist eine Eradikation der Erreger oft nicht möglich.

Epidemiologie, Übertragungswege

Als NTM werden aktuell mehr als 125 Mykobakterien-Spezies von den Erregern des Tuberkulose-Komplexes und von *Mycobacterium (M.) leprae* abgegrenzt. Sie besitzen eine weite Verbreitung und kommen im Erdreich, in Gewässern, im Trinkwasser und als Aerosol vor. Von den etwa 25 humanpathogen Arten spielen bei Patienten mit CF vor allem *M. abscessus*, der *M.-avium*-Komplex (MAC), *M. kansasii*, *M. gordonae* und nach einer israelischen Arbeit auch *M. simiae* eine Rolle.

NTM-Infektionen wurden bei CF-Patienten seit 1990 mit zunehmender Häufigkeit beschrieben. In neueren Studien lag die Prävalenz eines einmaligen Nachweises von NTM bei älteren Kindern und Erwachsenen zwischen 8 und 23%.

In den allermeisten Fällen muss man von einer Umweltexposition als Infektionsursache ausgehen. Beschrieben sind aber auch nosokomiale Ausbrüche durch kontaminierte Aerosole bzw. Bronchoskope. Eine direkte Übertragung von Patient zu Patient ist nicht bekannt.

Klinik

Das klinische Spektrum erstreckt sich von einem asymptomatischen Verlauf über das Auftreten von chronischem Husten und vermehrtem Auswurf bis zu rapiden klinischen Verschlechterungen. Weitere typische, aber uncharakteristische Symptome sind Dyspnoe, Haemoptysen, Müdigkeit, Leistungsminderung, Fieber und Gewichtsverlust.

Diagnostik

Nach den Leitlinien der American Thoracic Society (ATS) stützt sich die Diagnose einer NTM-Infektion auf klinische, radiologische und mikrobiologische Befunde (Tab. 6.3.**1**) [1]. Da sich die klinischen und radiologischen Kriterien mit den Manifestationen der Grunderkrankung überlappen, basiert die Diagnosestellung bei CF vor allem auf dem Erregernachweis.

Zur mikrobiologischen Untersuchung sollten mindestens 3, gegebenenfalls auch induziert gewonnene Sputumproben eingesandt werden. In bestimmten Fällen kann die Durchführung einer bronchoalveolären Lavage und einer transbronchialen Biopsie angezeigt sein. Es sollte eine mikroskopische, kulturelle und gegebenenfalls eine molekularbiologische Untersuchung erfolgen. Der Verdacht auf NTM sollte dem Labor mitgeteilt werden.

Tabelle 6.3.**1** Klinische und mikrobiologische Kriterien der American Thoracic Society zur Diagnose einer pulmonalen nicht tuberkulösen Mykobakteriose (modifiziert nach [1]).

klinische Kriterien (beide notwendig):
pulmonale Symptome, noduläre oder kavitäre Veränderungen im konventionellen Röntgenbild oder multifokale Bronchiektasen mit multiplen klein nodulären Veränderungen in der hochauflösenden Computertomografie (HR-CT)
und
Ausschluss einer anderen Erkrankung
Mikrobiologische Kriterien:
Nachweis des nicht tuberkulösen Mykobakteriums aus mindestens 2 Sputumproben
oder
ein positives Kulturergebnis aus einer Bronchialspülung oder -lavage
oder
ein positiver kultureller Nachweis und histologische Hinweise auf eine mykobakterielle Infektion in einer transbronchialen bzw. anderen Lungenbiopsie
In unklaren Fällen sollte ein Expertenrat eingeholt werden bzw. sollten weitere Verlaufskontrollen erfolgen.
Hinweis: Die Diagnose einer nicht tuberkulösen Mykobakteriose bedeutet nicht per se eine Indikation zur Behandlung, sondern diese Entscheidung sollte für den individuellen Patienten gefällt werden.

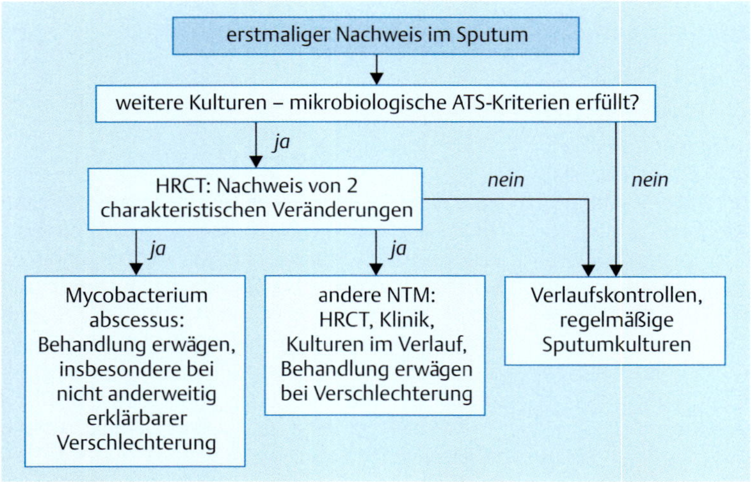

Abb. 6.3.**1** Algorithmus zum Vorgehen nach mikrobiologischem NTM-Nachweis (modifiziert nach [3]).

Konventionell radiologisch sind Zeichen einer NTM-Infektion bei CF-Patienten schwer abzugrenzen. Charakteristische Zeichen im HR-CT sind

- zystisch-kavitäre Läsionen
- Konsolidierungen, oft subsegmental
- mit Bronchiektasen assoziierte noduläre Veränderungen und
- „tree in bud-Verdichtungen" [2]

Vor Einleitung und während einer Azithromycin-Dauertherapie sowie vor einer Lungentransplantation wird ein mikrobiologisches Screening empfohlen. In einigen Zentren wird dies bei allen Erwachsenen einmal pro Jahr durchgeführt, insbesondere bei ausgeprägten Bronchiektasen [2].

Therapie

Die antimykobakterielle Therapie wird durch ein häufiges Auftreten von Nebenwirkungen und Therapieversagen kompliziert. Die Therapieregime sind nicht durch Studien gestützt und zudem kann die Suszeptibilitätstestung bei den vielen Medikamenten ein Therapieansprechen nicht vorhersagen.

Bei CF besteht eine Therapieindikation vor allem dann, wenn eine klinische Verschlechterung trotz Behandlung der klassischen Erreger (z. B. *P. aeruginosa*) vorliegt, der Erreger mehrfach im Sputum nachgewiesen werden konnte und für CF typische NTM-Erreger (v. a. *M. abscessus*, MAC) nachgewiesen wurden. Ein möglicher Algorithmus zur Stellung der Therapieindikation ist in Abb. 6.3.**1** skizziert.

Zunächst sollte eine Optimierung folgender Standardtherapien erfolgen: Atemphysiotherapie, insbesondere Sekretmobilisation, Mukolyse, Bronchodilatation, Ernährung sowie Behandlung von Infektionen durch klassischer Erreger [3].

Die antimykobakterielle Therapie sollte mit mindestens 3 wirksamen Substanzen durchgeführt werden, ein Einschleichen der Behandlung wird empfohlen. Nach den ATS-Leitlinien sollte die Therapie mindestens bis 12 Monate nach Sputumkonversion fortgeführt werden [1].

Mycobacterium-avium-Komplex

Beim MAC sind 2 Erkrankungsformen bekannt: eine rasch progredient verlaufende, sogenannte fibro-kavitäre Form und eine nodulär-bronchiektatische Form, die langsamer verläuft. Behandelt werden sollte z. B. mit einem Makrolid + Ethambutol + Rifampicin + gegebenenfalls einem Aminoglykosid, wobei die Intensität der Behandlung von der Verlaufsform abhängt [1].

M. abscessus

M. abscessus ist bei CF am stärksten mit einer klinisch signifikanten, meist nodulär-bronchiektatisch verlaufenden Erkrankung assoziiert. *M. abscessus* ist besonders schwer zu behandeln, ein etabliertes, Erfolg versprechendes Therapieschema gibt es nicht. Eine Suppression bzw. eine klinische/radiologische Verbesserung sind eher realistische Therapieziele, sodass auch Intervall- und Monotherapien durchgeführt werden. Neben einem Makrolid kommen z.B. Cefoxitin, Amikacin oder Imipenem zum Einsatz [1]. Zuletzt gab es allerdings einzelne Berichte über erfolgreiche Behandlungen durch zusätzliche Gabe von Interferon-γ.

Im Rahmen einer Lungentransplantation

In seltenen Fällen kann eine Infektion durch NTM, wiederum insbesondere durch *M. abscessus*, den Verlauf nach Lungentransplantation komplizieren. Eine solche Infektion stellt zwar eine große Herausforderung dar, aber erfolgreiche Behandlungen sind möglich. Eine NTM-Infektion ist keine Kontraindikation zur Lungentransplantation.

Literatur

1 Griffith DE, Aksamit T, Brown-Elliott BA et al. An official ATS/IDSA statement: diagnosis, treatment, and prevention of nontuberculous mycobacterial diseases. Am J Respir Crit Care Med 2007; 175: 367–416
2 Razvi S, Saiman L. Nontuberculous mycobacteria in cystic fibrosis. Pediatr Infect Dis J 2007; 26: 263–264
3 Nick JA. Nontuberculous mycobacteria in cystic fibrosis. Semin Respir Crit Care Med 2003; 24: 693–702

6.4 Allergische bronchopulmonale Aspergillose (ABPA)

R. Suchy

Die allergische bronchopulmonale Aspergillose (ABPA) ist eine immunologisch bedingte Lungenerkrankung, die durch eine allergische Reaktion auf *Aspergillus (A.) fumigatus* hervorgerufen wird, wobei eine Typ-I- und Typ-III-Reaktion nach Coombs und Gell zugrunde liegt (Abb. 6.4.1). Bei Vorliegen eines Asthma bronchiale wird die Häufigkeit mit 1–2%, bei Vorliegen einer CF mit 2–15% angegeben [1,2].

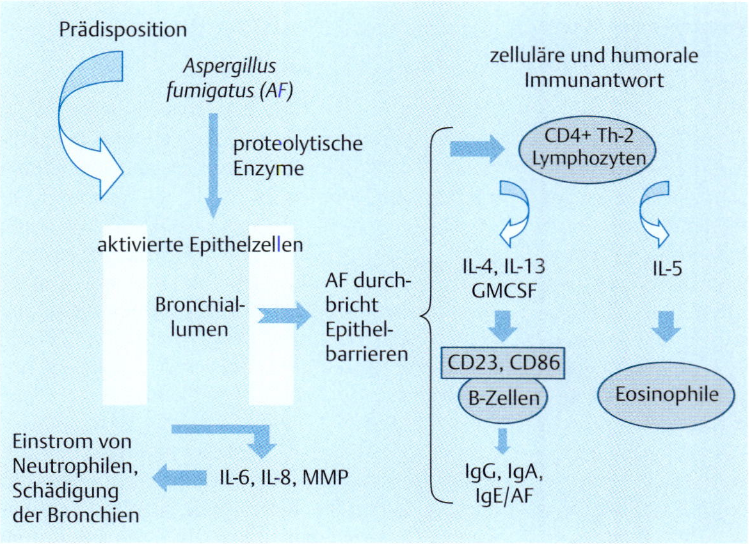

Abb. 6.4.**1** Pathophysiologie der ABPA (nach [3]).

Klinische Manifestation

Die ABPA ist bei CF-Patienten mit einer klinischen Verschlechterung, Abnahme der Lungenfunktionsparameter, dem Auftreten eines Pneumothorax, massiven Hämoptysen und einem schlechten Ernährungsstatus assoziiert. Sie ist schwierig zu diagnostizieren, da die Symptome einer nicht ausreichend kontrollierten pulmonalen CF ähneln. Überwiegend sind CF-Patienten mit Atopie betroffen [2].

Diagnosekriterien der ABPA bei CF

Klassische Diagnosekriterien

Die ABPA bei Patienten mit CF kann diagnostiziert werden, wenn die folgenden klassischen Diagnosekriterien erfüllt sind [2,6]:

1. akute oder subakute klinische Verschlechterung (Husten, Bronchospastik und andere pulmonale Symptome), die sich nicht anderweitig erklären lassen
2. Gesamt-IgE > 1000 IU/ml
3. positive Hautreaktion vom Soforttyp auf *A. fumigatus* oder Nachweis spezifischer IgE-Antikörper gegen *A. fumigatus*
4. präzipitierende oder spezifische IgG-Antikörper gegen *A. fumigatus*
5. neu aufgetretene radiologische Veränderungen im Röntgen- oder CT-Thorax, die sich unter antibiotischer Therapie und Atemphysiotherapie nicht gebessert haben

Zur Differenzierung einer bei bis zu 53% der CF-Patienten vorliegenden Typ-I-Sensibilisierung gegen *A. fumigatus* [2] von einer manifesten ABPA können die spezifischen IgE-Antikörper gegen die rekombinanten Aspergillus-Antigene rAsp f4 und rAsp f6 eingesetzt werden [3,4]. Nach der US-amerikanischen Fachliteratur [2,6] haben diese spezifischen IgE-Antikörper für die Diagnosestellung der ABPA allerdings noch keinen Stellenwert erlangt, da diesbezüglich keine größeren randomisierten Studien vorliegen. Eine kürzlich veröffentlichte Untersuchung zeigte, dass TARC (Thymus- and Activation-Regulated Chemokine) bei CF-Patienten mit ABPA eine noch höhere Sensitivität und Spezifität aufweist als spezifische IgE-Antikörper gegen rAsp f4 und rAsp f6, was allerdings auch noch der Bestätigung durch größere Studien bedarf [5].

Minimale Diagnosekriterien

Es kann bereits von einer ABPA ausgegangen werden, wenn [2,6]:

- die oben genannten klassischen Diagnosekriterien 1. *und* 3. erfüllt sind und zusätzlich
- Gesamt-IgE > 500 IU/ml liegt sowie
- das oben genannte Diagnosekriterium 4. *oder* 5. erfüllt ist

Screening auf ABPA

CF-Patienten sollen jährlich durch Bestimmung des Gesamt-IgE auf das Vorliegen einer ABPA gescreent werden. Bei einem Gesamt-IgE > 500 IU/ml sollte ein Prick-Test auf *A. fumigatus* durchgeführt und sollten die spezifischen IgE-Antikörper bestimmt werden. Bei positiven Testergebnissen ist zu überprüfen, ob die minimalen Diagnosekriterien erfüllt sind. Bei einem Gesamt-IgE von 200–500 IU/ml wird eine Kontrolle in 1–3 Monaten empfohlen [2,6].

Stadieneinteilung der ABPA

Die ABPA kann in 5 Stadien eingeteilt werden (Tab. 6.4.**1**), wobei die Stadieneinteilung hinsichtlich der Therapieplanung hilfreich ist.

Therapie der ABPA

Expositionsprophylaxe

Wichtig ist es, die Patienten über die Notwendigkeit der Minimierung der Allergenexposition aufzuklären (z. B. Biomüll und Kompostierung, Räume mit feuchten Wänden) [4,6].

Steroidtherapie

Kortikosteroide (z. B. Prednison) sind die Mittel der Wahl zur Behandlung der ABPA im Stadium I bis III, beginnend mit einer Dosis von 0,5 mg/kg/Tag. Durch eine 2-wöchige Therapie kann bei den meisten Patienten eine Remission eingeleitet werden. Gewöhnlich sind 2–4 Wochen einer Therapie mit Prednison in angepasster Dosierung zwischen 0,25 und 0,5 mg/kg/Tag ausreichend, und die Kortikosteroid-Therapie kann innerhalb einer Gesamtbe-

Tabelle 6.4.1 Stadieneinteilung der ABPA (modifiziert nach [2]).

Stadium	Beschreibung	Klinik	Radiologie	Immunologie
I	akute Phase	symptomatisch: Fieber, Gewichtsverlust, Bronchospastik	unverändert oder neu aufgetretene Infiltrate	IgE > 1000 IU/ml, erhöhte spezifische IgG, IgE und Präzipitine gegen *A. fumigatus*
II	Remission	asymptomatisch	Rückbildung der in der akuten Phase neu aufgetretenen Infiltrate	IgE-Abnahme um 35–50% in 6–12 Wochen
III	Exazerbation	symptomatisch wie im Stadium I	flüchtige oder persistierende Infiltrate	erneute Verdoppelung des IgE-Spiegels
IV	steroidabhängig	symptomatisch	reversible oder irreversible Infiltrate	steroidabhängiges Asthma sterodabhängige ABPA
V	Endstadium	symptomatisch, fixierte Obstruktion, Hypoxämie, Hyperkapnie, Cor pulmonale	Lungenfibrose, pulmonale Hypertonie	IgE persistierend erhöht, wiederholte Exazerbationen

handlungsdauer von 8–10 Wochen ausschleichend beendet werden [3, 4]. Dagegen empfehlen andere Autoren [2, 6], nach einer 2-wöchigen Therapie mit Prednison 0,5 mg/kg/Tag zunächst für weitere 6–8 Wochen auf die Gabe dieser Dosis jeden 2. Tag umzustellen und anschließend die Dosis im Zweiwochenintervall um 5–10 mg zu reduzieren und die Therapie nach insgesamt 6–9 Monaten zu beenden.

Itraconazol

Prospektive, randomisierte, kontrollierte Studien über einen längeren Behandlungszeitraum gibt es bisher nicht. Aufgrund der aktuellen Studienlage wird empfohlen [2], Itraconazol beim ersten Rezidiv einer ABPA oder bei der steroidabhängigen ABPA einzusetzen, initial für 16 Wochen mit 2 × 200 mg täglich, anschließend noch einmal 16 Wochen lang mit 1 × 200 mg täglich.

Therapieerfolg und Verlaufskontrolle

Eine Besserung hinsichtlich der Beschwerden, des Auskultations- und radiologischen Befundes innerhalb von 4–6 Wochen [4] sowie eine Gesamt-IgE-Abnahme um 35–50% innerhalb von 6 (–12) Wochen [2] sprechen für einen Therapieerfolg. Bei einem Therapieversagen muss die Therapieadhärenz des Patienten überprüft werden sowie eine Abklärung erfolgen hinsichtlich einer zusätzlich vorliegenden Lungenerkrankung [4]. Der Gesamt-IgE-Spiegel sollte in den ersten 12 Monaten nach Erstdiagnose 6–8-wöchentlich kontrolliert werden. Bei einer Verdoppelung des unter der Therapie erreichten Gesamt-IgE-„Talspiegels" besteht ein hohes Risiko für eine erneute Exazerbation der ABPA [2, 3].

Literatur

1 Greenberger PA. Clinical aspects of allergic bronchopulmonary aspergillosis. Front Biosci 2003; 8: 119–127

2 Agarwal R. Allergic bronchopulmonary aspergillosis. Chest 2009; 135: 805–826

3 Tillie-Leblond I, Tonnel AB. Allergic bronchopulmonary aspergillosis. Allergy 2005; 60: 1004–1013

4 Menz G, Hense G, Willer G. Die allergische bronchopulmonale Aspergillose. Pneumologie 2003; 57: 392–399

5 Latzin P, Hartl D, Regamey N, Schoeni MH, Casaulta C. Comparison of serum markers for allergic bronchopulmonary aspergillosis in cystic fibrosis. Eur Respir J 2008; 31: 36–42

6 Virnig Ch, Bush RK. Allergic bronchopulmonary aspergillosis: a US perspective. Curr Opin Pulm Med 2007; 13: 67–71

6.5 Einfluss genetischer Modifikatoren auf die pulmonale Infektion von CF-Patienten

M. Simon, H. Klose

Nach der Entdeckung des CF-Gens 1989 zeigten die Genotyp-Phänotyp-Studien der Folgejahre rasch, dass die Korrelation zwischen dem CF-Genotyp und den Einzelkomponenten des klinischen Phänotyps deutlich variabel ist. Dabei ist die Korrelation am höchsten für die pankreatische und gering für die pulmonale Pathologie. Neben Umgebungsvariablen und stochastischen Ereignissen fand sich erstmals 1996 im CFTR-Knockout-Maus-Modell am Beispiel der intestinalen Obstruktion ein Zusammenhang zwischen dem Symptom-Schweregrad und einem sekundären genetischen Faktor [1]. Beim Menschen gilt – auch bezüglich der Lungenerkrankung – der Einfluss genetischer Modifikatoren (engl. modifier genes) als belegt [2].

Potenzielle modifizierende Gene sind, theoretischen Überlegungen folgend, insbesondere unter solchen zu erwarten, deren Produkte Infektionsvorgänge, Inflammationsprozesse oder den epithelialen Ionentransport inklusive der CFTR-Funktion beeinflussen (Tab. 6.5.1). Von diesen sind inzwischen zahlreiche in Bezug auf eine Korrelation ihrer Polymorphismen mit dem pulmonalen Phänotyp untersucht. Im Folgenden wird eine Auswahl der Gene, die Infektionsprozesse beeinflussen, näher beleuchtet.

Tabelle 6.5.1 Beispiele modifizierender Gene bei der CF-Erkrankung mit Angabe von Gensymbol und chromosomaler Lokalisation.

Modifikatoren der Infektion		
Antigene der HLA-Klasse II	HLA	6p21.3
Interleukin-10	IL-10	1q31-q32
mannosebindendes Lektin	MBL2	10q11.2-q21
NO-Synthasen	NOS1, NOS3	12q24.2-q24.31, 7q36
Surfactant-Protein A	SFTPA	10q22.3
Modifikatoren der Inflammation		
α1-Antichymotrypsin	SERPINA3	14q32.1
α1-Antitrypsin	SERPINA1	14q32.1
Angiotensin I converting enzyme	ACE	17q23.3
Glutathion-S-Transferasen	GSTM1, GSTM3	1p13.3
transformierender Wachstumsfaktor β	TGFB1	19q13.1
Tumornekrosefaktor α	TNF	6p21.3
Modifikatoren des epithelialen Ionentransports		
β2-Adrenorezeptor	ADRB2	5q31-q32
Chloridkanal ClC-2	CLC2	3q27-q28
Natriumkanal ENaC	SCNN1A, SCNN1B, SCNN1G	12p13, 16p12.1–12.2, 16p12

Antigene der HLA-Klasse II

Das HLA-System ist die Form des Haupthistokompatibilitätskomplexes (MHC) beim Menschen. Antigene der HLA-Klasse II spielen bei immunologischen und allergischen Reaktionen eine Rolle, wobei die Assoziation bestimmter Allele auch mit einer erhöhten Infektanfälligkeit beschrieben wurde.

Eine Studie an 98 CF-Patienten zeigte eine häufigere Besiedlung durch *P. aeruginosa* und ein erhöhtes Gesamt-IgE bei Trägern des HLA-II-DR7-Allels sowie eine seltenere Besiedlung durch *P. aeruginosa* bei Trägern des HLA-II-DR4-Allels. Damit erscheint die Abwesenheit von HLA-II-DR7 respektive die Anwesenheit von HLA-II-DR4 protektiv bezüglich einer Besiedlung durch *P. aeruginosa* zu wirken [3].

Interleukin-10

Interleukin-10 (IL-10) ist ein Zytokin mit immunmodulatorischen und antiinflammatorischen Eigenschaften. Es beeinflusst zelluläre Immunreaktionen und supprimiert die Synthese proinflammatorischer Mediatoren. Im Mausmodell konnten eine regulatorische Funktion für die T-Zell-vermittelte Immunreaktion auf Kontakt mit *A. fumigatus* und eine Rolle bei der Immunantwort auf *P. aeruginosa* gezeigt werden. Polymorphismen der Promotorregion beeinflussen die Produktion von IL-10.

Eine Untersuchung an 378 CF-Patienten zeigte einen Zusammenhang zwischen Genotypen mit hoher IL-10-Produktion und dem vermehrten Auftreten von Kolonisation durch *A. fumigatus* und allergischer bronchopulmonaler Aspergillose [4].

Mannosebindendes Lektin

Mannosebindendes Lektin (MBL) ist Teil des angeborenen Immunsystems und wirkt als Opsonin und Aktivator des Komplementsystems. Die Bindung von MBL an Spezies des *Burkholderia-cepacia*-Komplexes (BCC) wurde gezeigt [5]. Unterschiedliche Genotypen gehen mit unterschiedlicher MBL-Serumkonzentration einher.

Bezüglich der Keimbesiedlung fand sich in einer Studie an 149 CF-Patienten bei Trägern mutanter Allele eine häufigere Besiedlung mit BCC und eine reduzierte Überlebenszeit [6]. Weitere Studien an 47 und 164 CF-Patienten zeigten ebenso vergleichend eine frühere [7] und eine häufigere [8] Besiedlung durch *P. aeruginosa*. In Bezug auf die Lungenfunktion fand sich bei Homozygotie oder Compound-Heterozygotie für mutante MBL2-Allele im Vergleich zu Homozygotie für Wildtyp-Allele eine schlechtere Lungenfunktion in 3 Studien an 47, 164 und 179 CF-Patienten im Gesamtkollektiv [7–9], in 2 weiteren Untersuchungen an 112 und 149 CF-Patienten nur in Subgruppen bei Patienten mit Kolonisation der Atemwege durch *S. aureus* [10] bzw. *P. aeruginosa* [6]. Eine Untersuchung an 558 CF-Patienten konnte eine reduzierte Lungenfunktion nur für bezüglich der mutanten Allele homozygote erwachsene Personen nachweisen, ohne dass sich ein Zusammenhang zur Keimbesiedlung der Atemwege darstellte [11].

Ein Fallbericht schildert den Therapieversuch mit intravenös appliziertem MBL und berichtet über die konsekutive Verbesserung der Lungenfunktion und Stabilisierung des klinischen Zustands [12].

NO-Synthasen

Stickstoffmonoxid (NO) ist eine Substanz mit auch antimikrobiellen Eigenschaften, die durch NO-Synthasen hergestellt wird. Die NO-Konzentration im exspirierten Gasgemisch ist bei CF-Patienten reduziert. Zudem gehen Isoformen der neuronalen (NOS1) und epithelialen (NOS3) NO-Synthase mit quantitativ unterschiedlicher NO-Produktion und damit verschiedener exspiratorischer NO-Konzentration einher.

Für Genvarianten, die mit niedriger NO-Produktion verbunden sind, ergaben Untersuchungen an 75 und 70 CF-Patienten ein erhöhtes Risiko für die Kolonisation mit *P. aeruginosa*, nachgewiesen für NOS1 im Gesamtkollektiv [13] und für NOS3 in der Subgruppe der weiblichen Patienten [14]. Eine Studie an 59 CF-Patienten konnte diesen Zusammenhang nicht reproduzieren, ergab jedoch, dass mit höherer NO-Produktion verbundene Genvarianten mit einer langsameren Verschlechterung der Lungenfunktion einhergingen [15].

Surfactant-Protein A

Surfactant-Protein A ist Teil des angeborenen Immunsystems. Es beschleunigt die Phagozytose und Beseitigung von *P. aeruginosa* durch Makrophagen und beeinflusst neben dem Infektionsprozess auch Inflammationsvorgänge.

Eine erste Studie an 135 CF-Patienten zeigte einen Zusammenhang zwischen mutanten Allelen und einer reduzierten Lungenfunktion [16].

Zusammenfassung

Obwohl zahlreiche Gene als potenzielle Modifikatoren der Lungenerkrankung bei CF-Patienten untersucht wurden, gelingt auf Basis der derzeit vorliegenden Daten eine abschließende integrierende Interpretation der Untersuchungsergebnisse nicht. Die Studienpopulationen sind zum Teil klein, die Arbeiten aufgrund differenten Designs und insbesondere wegen unterschiedlicher Definitionen des Phänotyps nur bedingt vergleichbar. Die Ergebnisse sind teilweise kontrovers und Studien, die Ergebnisse früherer Untersuchungen reproduzieren konnten, spärlich. Weitere Studien insbesondere mit multizentrischem und multiple Einflussgrößen berücksichtigendem Design sind erforderlich.

Perspektivisch sind jedoch durch die Charakterisierung der Effekte der einzelnen genetischen Polymorphismen, ihres Zusammenspiels und ihrer Interaktionen mit externen Faktoren ein besseres Verständnis und eine bessere Prognostizierbarkeit des individuellen Verlaufs sowie individualisierte Therapiestrategien zu erwarten.

Literatur

1 Rozmahel R, Wilschanski M, Matin A et al. Modulation of disease severity in cystic fibrosis transmembrane conductance regulator deficient mice by a secondary genetic factor. Nat Genet 1996; 12: 280–287

2 Vanscoy LL, Blackman SM, Collaco JM et al. Heritability of lung disease severity in cystic fibrosis. Am J Respir Crit Care Med 2007; 175: 1036–1043

3 Aron Y, Polla BS, Bienvenu T, Dall'Ava J, Dusser D, Hubert D. HLA class II polymorphism in cystic fibrosis: a possible modifier of pulmonary phenotype. Am J Respir Crit Care Med 1999; 159: 1464–1468

4 Brouard J, Knauer N, Boelle P-Y et al. Influence of interleukin-10 on aspergillus fumigatus infection in patients with cystic fibrosis. J Infect Dis 2005; 191: 1988–1991

5 Davies J, Neth O, Alton E, Klein N, Turner M. Differential binding of mannose-binding lectin to respiratory pathogens in cystic fibrosis. Lancet 2000; 355: 1885–1886

6 Garred P, Pressler T, Madsen HO et al. Association of mannose-binding lectin gene heterogeneity with severity of lung disease and survival in cystic fibrosis. J Clin Invest 1999; 104: 431–437

7 Trevisiol C, Boniotto M, Giglio L, Poli F, Morgutti M, Crovella S. MBL2 polymorphisms screening in a regional italian CF-center. J Cyst Fibros 2005; 4: 189–191

8 Gabolde M, Guilloud-Bataille M, Feingold J, Besmond C. Association of variant alleles of mannose binding lectin with severity of pulmonary disease in cystic fibrosis: cohort study. BMJ 1999; 319: 1166–1167

9 Yarden J, Radojkovic D, De Boeck K et al. Polymorphisms in the mannose binding lectin gene affect the cystic fibrosis pulmonary phenotype. J Med Genet 2004; 41: 629–633

10 Carlsson M, Sjöholm AG, Eriksson L et al. Deficiency of the mannan-binding lectin pathway of complement and poor outcome in cystic fibrosis: bacterial colonization may be decisive for a relationship. Clin Exp Immunol 2004; 139: 306–313

11 Davies JC, Turner MW, Klein N. Impaired pulmonary status in cystic fibrosis adults with two mutated MBL-2 alleles. Eur Respir J 2004; 24: 798–804

12 Garred P, Pressler T, Lanng S et al. Mannose-binding lectin (MBL) therapy in an MBL-deficient patient with severe cystic fibrosis lung disease. Pediatr Pulmonol 2002; 33: 201–207

13 Grasemann H, Knauer N, Büscher R, Hübner K, Drazen JM, Ratjen F. Airway nitric oxide levels in cystic fibrosis patients are related to a polymorphism in the neuronal nitric oxide synthase gene. Am J Respir Crit Care Med 2000; 162: 2172–2176

14 Grasemann H, van's Gravesande KS, Büscher R et al. Endothelial nitric oxide synthase variants in cystic fibrosis lung disease. Am J Respir Crit Care Med 2003; 167: 390–394

15 Texereau J, Marullo S, Hubert D, Coste J, Dusser DJ, Dall'Ava-Santucci J, Dinh-Xuan AT. Nitric oxide synthase 1 as a potential modifier gene of decline in lung function in patients with cystic fibrosis. Thorax 2004; 59: 156–158

16 Choi EH, Ehrmantraut M, Foster CB, Moss J, Chanock SJ. Association of common haplotypes of surfactant protein A1 and A2 (SFTPA1 and SFTPA2) genes with severity of lung disease in cystic fibrosis. Pediatr Pulmonol 2006; 41: 255–262

6.6 Management von Infektionen bei CF-Patienten auf der internistischen Intensivstation

J. Bojunga, T. O. Hirche

Aufnahmediagnose und Prognose von CF-Patienten auf der Intensivstation

Die infektgetriggerte pulmonale Exazerbation von CF-Patienten ist mit ca. 65% der häufigste Grund für ihre Intensivbehandlung und Beatmung, gefolgt von Haemoptysen und Pneumothoraces [1].

Bis in die 1980er-Jahre hinein wurde die Prognose von beatmungs- und damit intensivpflichtigen CF-Patienten als derart ungünstig eingeschätzt, dass in dieser Situation ein palliatives Vorgehen empfohlen wurde [2]. Aufgrund der verbesserten medizinischen Versorgung hat sich diese Einschätzung heute dahin gehend verändert, dass eine intensivmedizinische Behandlung inklusive Beatmung sehr wohl indiziert sein kann, soweit sie vom Patienten erwünscht ist.

Verlässliche Daten zur Prognose von CF-Patienten auf der Intensivstation (Intensive Care Unit, ICU) liegen naturgemäß nur begrenzt vor. In aktuellen Studien ist die Prognose jedoch, insbesondere im Vergleich zu anderen Erkrankungen, durchaus als ermutigend einzustufen. In der Arbeit von Texereau et al. wurden 86% der CF-Patienten wieder von der ICU verlegt, nach sechs Monaten lebten noch 74%, nach einem Jahr noch 67% der CF-Patienten (Abb. 6.6.**1**) [1].

Als relevante Prädiktoren für das Versterben stellten sich insbesondere der vor Aufnahme auf die ICU zu verzeichnende jährliche FEV_1-Verlust, die Schwere der Erkrankung gemessen am SAPS II (Simplified Acute Physiology Score) sowie die Notwendigkeit der endotrachealen Intubation heraus. Andere Faktoren wie FEV_1 absolut, BMI (Body-Mass-Index), Infektionsstatus, Blutgasanalyse oder Aufnahmegrund stellten keinen Prognosefaktor dar.

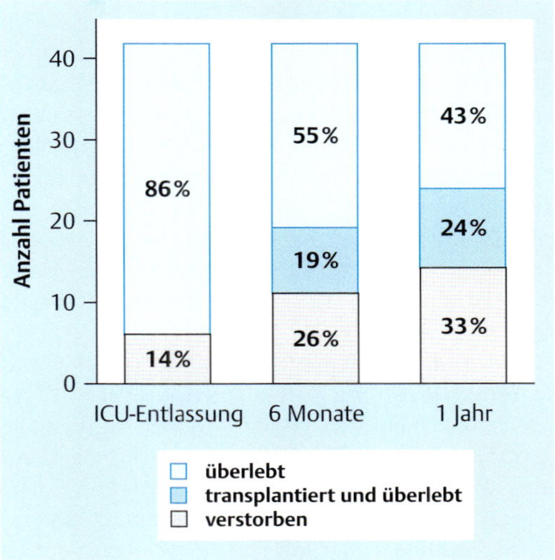

Abb. 6.6.**1** Verlaufsbeobachtung von CF-Patienten nach intensivmedizinischer Behandlung. Gezeigt ist das Überleben der Patienten (absolut und in % der Gesamtpopulation) bis zu einem Jahr nach Entlassung von der ICU (aus [1]).

Erregerspektrum und antibiotische Therapie von CF-Patienten auf der Intensivstation

Das Erregerspektrum bei CF-Patienten auf der Intensivstation umfasst die üblichen Problemkeime inklusive *Pseudomonas (P.) aeruginosa, Stenotrophomonas (S.) maltophilia* und *Burkholderia spp.* Bei der antibiotischen Behandlung sind individuelle und lokale Resistenzen zu berücksichtigen. Obwohl die Evidenz aufgrund der Studienlage nur begrenzt ist, werden für diese gramnegativen Problemkeime üblicherweise antibiotische Kombinationstherapien eingesetzt, z. B. Meropenem plus Ciprofloxacin für *Pseudomonas spp.* und Cotrimoxazol plus Moxifloxacin für *S. maltophilia.* Ob eine antibiotische Kombinationstestung in vitro sinnvoll ist, ist nicht sicher erwiesen [3]. Im Einzelfall ist hier für den Kliniker eine Abstimmung mit dem Mikrobiologen sinnvoll. Aufgrund zunehmender Resistenzen kommen auch zunehmend lange bekannte, wegen ihrer Toxizität jedoch bisher in Deutschland wenig verwendete Antibiotika wie Colistin i.v. zum Einsatz, auch wenn hierfür keine Zulassung vorliegt. Von besonderer Bedeutung auf der Intensivstation ist die Anpassung der Antibiotikadosierung an die Nierenfunktion, da Nierenfunktionsstörungen häufig auftreten. Zusätzlich zur intravenösen ist vielfach der Einsatz inhalativer Antibiotika sinnvoll. Hier wird neben Tobramycin alternativ Colistin verwendet; beide Substanzen sind in speziellen Präparationen für die inhalative Therapie von CF-Patienten zugelassen. Die Dauer der antibiotischen Therapie ist im Gegensatz z. B. zur ambulant erworbenen Pneumonie weniger genau definiert [4], längere Therapiezyklen (2–3 Wochen) sind jedoch aus der klinischen Erfahrung häufig notwendig.

Die zunehmende Verbreitung von sogenannten Problemkeimen stellt für Intensivstationen ein relevantes Thema dar. Aufgrund der Studienlage wird empfohlen, CF-Patienten mit *Burkholderia spp.* sowie multiresistenten *P. aeruginosa* und *S. maltophilia* möglichst in Einzelzimmern zu isolieren. Zudem ist auf die strikte Einhaltung der Hygienevorschriften durch das medizinische Personal zu achten [5].

Dornase alpha

Die Ansammlung viskösen eitrigen Sekrets in den Atemwegen trägt zu einer eingeschränkten Lungenfunktion und zum Aufflammen von Infektionen bei. Eitriges Sekret enthält hohe Konzentrationen an extrazellulärer DNA, die beim Zerfall von Leukozyten freigesetzt wird. Mit Dornase alpha wurde rekombinante humane DNAse, die visköses Sputum hydrolisiert, als inhalative Therapie bei CF-Patienten zugelassen. Eine Verbesserung der FEV_1 der behandelten Patienten wurde in mehreren Studien nachgewiesen [6]. Erste Daten weisen auch auf einen günstigen Effekt von Dornase alpha bei invasiv beatmeten Kindern mit CF hin [7]. Der Einsatz dieser Substanz kann daher auch bei CF-Patienten auf der Intensivstation gerechtfertigt sein.

Beatmungsstrategien bei CF-Patienten

Moderne Beatmungsstrategien verfolgen das Konzept der sogenannten protektiven Beatmung mit druckkontrolliert niedrigen Tidalvolumina (ca. 6 ml/kg KG), niedrigen Spitzendrücken und hohem PEEP mit dem Ziel, die potenziellen Schäden mechanischer Ventilation (Barotrauma, Volutrauma, Atelectrauma) zu reduzieren. Trotz dieser Techniken gelingt es bei CF-Patienten mit schweren pulmonalen Exazerbationen häufig nicht, eine ausreichende Ventilation bei vertretbaren Drücken sicherzustellen. Entsprechend stellt die invasive Beatmung bei CF-Patienten weiterhin den bedeutendsten Prädiktor für das Versterben der Patienten auf der ICU dar.

In einer aktuellen Studie betrug die Mortalität beatmeter CF-Patienten 58 % und fiel damit nicht günstiger aus als im historischen Vergleich (45–65 %) [1]. Im Gegensatz dazu hatte die mechanische Ventilation keinen Einfluss auf das 1-Jahres-Überleben von CF-Patienten nach Lungentransplantation [8], sodass der invasiven Beatmung eine besondere Bedeutung beim „Bridging" in Richtung Lungentransplantation zukommt.

Neben der Tolerierung einer CO_2-Retention (sogenannte permissive Hyperkapnie) besteht heute die Möglichkeit einer extrakorporalen CO_2-Elimination mittels sogenannter interventional-Lung-Assist-(iLA-)Membranen (Tab. 6.6.**1**). Dieses pumpenfreie Lungenunterstützungssystem beruht auf der Etablierung eines arteriovenösen Shunts, in den eine gasaustauschende Diffusionsmembran aus Poly-4-methyl-1-penten integriert ist (Hersteller: Fa. Novalung GmbH, Hechingen, Deutschland) (Abb. 6.6.**2**). Durch die hohe Gasaustauschfläche (1,3 m^2) bei sehr geringen Widerständen wird im Gegenstromprinzip mit Frischgas (O_2) eine effektive CO_2-Elimination ermöglicht [9]. Da die Ventilation physiologisch hauptsächlich der Entgiftung

Tabelle 6.**6.1** Mögliche Indikationen für den Einsatz des iLA-Verfahrens bei CF-Patienten.

- akutes Lungenversagen pulmonaler Genese (z. B. schwere Infektexazerbation)
- akutes Lungenversagen extrapulmonaler Genese (z. B. Sepsis/ARDS)
- prolongiertes Weaning im Rahmen mechanischer Ventilation
- „bridge to transplant"

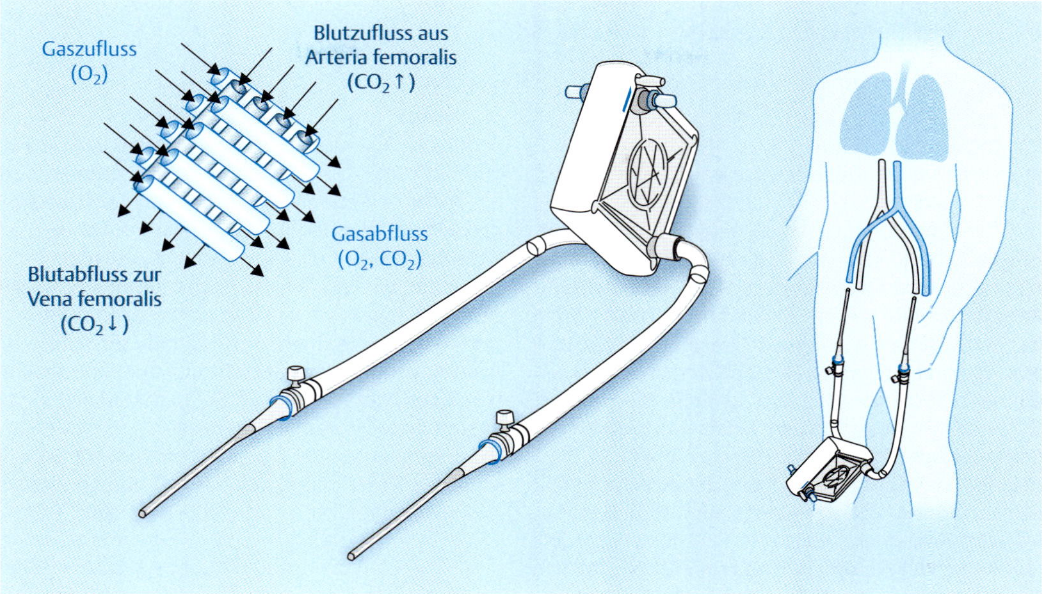

Abb. 6.6.**2** Aufbau und Funktionsprinzip des interventional-Lung-Assist-(iLA-)Verfahrens.

von CO_2 dient, während die Oxygenierung im Prinzip apnoeisch durch CPAP erreicht werden kann, erlaubt die extrakorporale CO_2-Elimination, die Atemfrequenz und Tidalvolumina erheblich zu reduzieren. Inzwischen konnte die Effektivität dieses Verfahrens quoad vitam bei Patienten im terminal respiratorischen Versagen, einschließlich CF-Patienten, in Studien belegt werden [10].

Literatur

1 Texereau J, Jamal D, Choukroun G et al. Determinants of mortality for adults with cystic fibrosis admitted in Intensive Care Unit: a multicenter study. Respir Res 2006; 7: 14
2 Davis PB, di Sant'Agnese PA. Assisted ventilation for patients with cystic fibrosis. JAMA 1978; 239: 1851–1854
3 Aaron SD, Vandemheen KL, Ferris W et al. Combination antibiotic susceptibility testing to treat exacerbations of cystic fibrosis associated with multiresistant bacteria: a randomised, double-blind, controlled clinical trial. Lancet 2005; 366: 463–471
4 Fernandes B, Plummer A, Wildman M. Duration of intravenous antibiotic therapy in people with cystic fibrosis. Cochrane Database Syst Rev 2008: CD006682
5 Vonberg R, Heilmann M, Ballmann M, Gastmeier P. [Isolation measurements for cystic fibrosis patients]. Pneumologie 2004; 58: 309–315
6 Jones AP, Wallis CE. Recombinant human deoxyribonuclease for cystic fibrosis. Cochrane Database Syst Rev 2003: CD001127
7 Riethmueller J, Borth-Bruhns T, Kumpf M et al. Recombinant human deoxyribonuclease shortens ventilation time in young, mechanically ventilated children. Pediatr Pulmonol 2006; 41: 61–66
8 Bartz RR, Love RB, Leverson GE, Will LR, Welter DL, Meyer KC. Pre-transplant mechanical ventilation and outcome in patients with cystic fibrosis. J Heart Lung Transplant 2003; 22: 433–438
9 Bein T, Phillipp A, Zimmermann M, Mueller T, Schmid FX. Extrakorporale Lungenunterstützung. Dtsch Med Wochenschr 2007; 132: 488–491
10 Fischer S, Simon AR, Welte T et al. Bridge to lung transplantation with the novel pumpless interventional lung assist device NovaLung. J Thorac Cardiovasc Surg 2006; 131: 719–723

6.7 Lungentransplantation und Infektion bei CF

S. Kujumdshiev, T. Born, T. O. Hirche, T. O. F. Wagner

Prognoseabschätzung vor einer Lungentransplantation

Die Indikationsstellung und Wahl des optimalen Zeitpunkts zur Listung für eine Lungentransplantation (LTX) wird international weiterhin kontrovers diskutiert. Während ein Abfall der FEV_1 unter 30% des Sollwerts als wichtigster Indikator für die Listung zu einer Lungentransplantation bei CF-Patienten benannt wurde [1], weisen neuere Studien mit Hilfe multivarianter Modelle auf die Notwendigkeit der Einbeziehung weiterer Faktoren hin [2,3]. Neben dem Geschlecht, dem Alter, der FEV_1, dem Ernährungsstatus und der Pankreasfunktion werden insbesondere infektiologische Parameter wie der pulmonale Infektionsstatus und die Zahl der Infektexazerbationen einbezogen. Der Nachweis von Erregern des *Burkholderia-cepacia*-Komplexes (BCC) vor Transplantation ist dabei mit einem reduzierten Überleben nach Transplantation im Vergleich zur konservativen Therapie korreliert [3].

Bedeutung von Infektionen nach Lungentransplantation

Neben akuten Abstoßungsreaktionen stellen Infektionen des Transplantats die größte Gefahr für das Überleben des Empfängers dar. Die besondere Prädisposition zu pulmonalen Infekten bei Lungentransplantierten erklärt sich neben der ausgeprägten medikamentösen Immunsuppression durch die Denervierung des Spenderorgans, verbunden mit reduziertem Hustenreflex und verminderter mukoziliärer Clearance sowie einem gestörten Lymphabfluss.

Es war lange unklar, ob CF-Patienten nach Lungentransplantation eine erhöhte Infektionsrate im Vergleich zu transplantierten Nicht-CF-Patienten aufweisen. Bonvillain et al. verglichen diesbezüglich das postoperative Infektionsprofil von jeweils 60 CF- und Nicht-CF-Patienten nach Lungentransplantation [4]. In der Gruppe der CF-Patienten wurden 278 Episoden klinisch relevanter Infektionen der Lunge dokumentiert. Von den isolierten 307 pathogenen Erregern fanden sich *Pseudomonas aeruginosa* in 60,3%, *Mycobacterien spp.* in 7,2%, *Aspergillus fumigatus* in 5,9% sowie *Staphylococcus aureus* in 5,5% der Fälle. Im Vergleich dazu wiesen die Nicht-CF-Patienten deutlich seltener bronchopulmonale Infektionen auf (154 Fälle), wobei der wesentliche Unterschied auf einem selteneren Nachweis von *Pseudomonas aeruginosa* (38,2%) beruht. Außerhalb der Lungen waren die Infektionsraten beider Gruppen nicht signifikant verschieden. Die erhöhte Prävalenz bronchopulmonaler Infektionen mit typischen CF-Problemkeimen bei bilateral lungentransplantierten (BLTX) CF-Patienten kann auf eine endogene Infektion aus mangelhaft sanierten Reservoiren der oberen Atemwege und Nasennebenhöhlen zurückgeführt werden.

Pneumonien

Bakterielle Pneumonie

Die Häufigkeit bakterieller Pneumonien liegt in den ersten 14 Tagen nach der Operation bei 35% [5]. Bis zu 50% der infektionsassoziierten Todesfälle nach Transplantation lassen sich auf eine Pneumonie zurückführen. Der Manifestationsort ist in der Regel das Transplantat; nach einseitiger Transplantation (SLTX) kann auch die verbleibende Empfängerlunge betroffen sein. Das Risiko bakterieller Pneumonien kann durch eine perioperative Antibiotikatherapie auf 10% reduziert werden [6]. Als Erreger kommen vor allem *Pseudomonas spp.* in Betracht. Daneben finden sich koagulasepositive Staphylokokken (einschließlich MRSA) sowie *Chlamydien spp.* Bei Letzteren besteht eine deutliche Assoziation mit akuten und chronischen Abstoßungsreaktionen [7,8].

Pilzpneumonie

Die notwendige Immunsuppression und häufige Hospitalisationen der transplantierten Patienten prädisponieren zur Kolonisation mit *Candida spp.* Manifeste Infektionen der Lunge im perioperativen Intervall werden unter der empfohlenen Prophylaxe mit Fluconazol nur selten beobachtet (Tab. 6.7.**1**). In Einzelfällen werden *Candida spp.* bei Wundinfektionen nachgewiesen. Die Differenzierung von Non-Albicans-Stämmen ist aufgrund

Tabelle 6.7.1 Etablierte antiinfektive Prophylaxen nach Lungentransplantation (Protokolle der Transplantationsambulanz des Universitätsklinikums Frankfurt).

antimykotische Prophylaxe
Aspergillus spp. durch inhalatives Amphotericin B in den ersten 6 Monaten nach Transplantation: 2–3 × täglich 10 mg auf 2 ml NaCl 0,9%
Candida und *Aspergillus* durch Itraconazol (Sempera® liquid): 5 mg/kg KG auf 2 Dosen verteilt; Ziel ist ein Plasmaspiegel > 500 µg/ml
Pneumocystis (carinii) jiroveci pneumonia (PCP): 800/160 mg Sulfamethoxazol/Trimethoprim (z. B. Cotrim forte) 3 × wöchentlich
antivirale Prophylaxe
CMV (Zytomegalie-Viren) durch Einnahme von Valganciclovir (Valcyte®): 1 × 900 mg oder 2 × 450 mg täglich
HSV (Herpes-simplex-Viren) durch Aciclovir (Zovirax®) in den ersten 6 Monaten nach Transplantation: 4 × 200 mg täglich

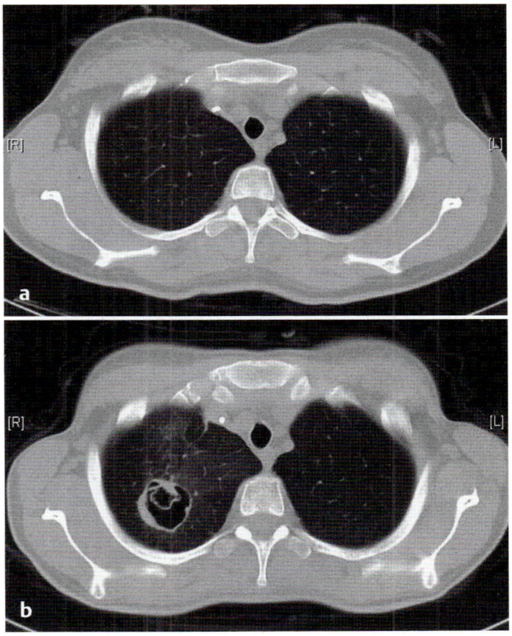

Abb. 6.7.1 30 Jahre alte CF-Patientin, die 2004 eine bilaterale Lungentransplantation erhielt. **a** bei zunehmender Belastungsdyspnoe unauffällige CT-Diagnostik von 9/2007, **b** im Verlaufs-CT-Thorax von 2/2008 Nachweis eines einschmelzenden Prozesses mit zentralem Aspergillom.

häufiger Resistenzen gegenüber Fluconazol notwendig.

Die Häufigkeit einer Kolonisation der Atemwege mit Schimmelpilzen liegt bei transplantierten CF-Patienten bei bis zu 63%; unter den Schimmelpilzen wird in 91% der Fälle *Aspergillus fumigatus* nachgewiesen. Die Kolonisation wird durch die lokale Gewebeschädigung (u. a. durch CMV-Infektionen) begünstigt. Der Schweregrad und die Dauer der Granulozytopenie korrelieren mit der Wahrscheinlichkeit, an einer invasiven Aspergillose zu erkranken, und die Mortalitätsrate liegt bei 52–82%. Während sich in präformierten Hohlräumen (z. B. Bronchiektasien, Bullae) Aspergillome ausbilden können (Abb. 6.7.1), kann ein invasives Wachstum der Pilze zu nekrotisierenden Tracheobronchitiden führen [9]. In der Frühphase nach Transplantation werden vermehrt Anastomosen-Infektionen und -Insuffizienzen beobachtet. Die Inzidenz dieser Komplikation kann durch inhalative Prophylaxe mit Amphotericin B signifikant reduziert werden (Tab. 6.7.1).

Virale Pneumonie

Eine CMV-Pneumonitis kann durch CMV-Mismatch zwischen Transplantat und Empfänger, Transfusion CMV-positiver Blutkonserven oder Reaktivierung einer latenten Infektion bei seropositivem Empfänger entstehen. Dabei beträgt die Häufigkeit einer Infektion bei CMV-positiven Empfängern 58–69%, bei CMV-positivem Spender und negativem Empfänger 71% sowie bei negativem Spender und Empfänger ca. 15% [6, 10]. Bei seronegativen Empfängern wird die Verwendung von CMV-negativen Blutprodukten empfohlen. Durch dauerhafte CMV-Prophylaxe mittels oraler Gabe von Valganciclovir kann die Inzidenz klinisch manifester CMV-Infektionen auf 5% pro Jahr gesenkt werden (Tab. 6.7.1) [11, 12]. Nach erfolgter Transplantation ist ein regelmäßiges Monitoring des CMV-Status durch PCR auf CMV-DNA sowie Nachweis von CMV-early-Antigen angezeigt. Bei Verdacht auf eine pulmonale CMV-Infektion sollte der Erregernachweis auch frühzeitig aus bronchoskopisch gewonnener Lavage (BAL) angestrebt werden.

Literatur

1 Doershuk CF, Stern RC. Timing of referral for lung transplantation for cystic fibrosis. Chest 1999; 115; 782–787

2 Mayer-Hamblett N, Rosenfeld M, Emerson J et al. Developing cystic fibrosis lung transplant referral criteria using predictors of 2-year mortality. Am J Respir Crit Care Med 2002; 166: 1550–1555

3 Liou TG, Adler FR, Huang D. Use of lung transplantation survival models to refine patient selection in cystic fibrosis. Am J Respir Crit Care Med 2005; 171: 1053–1059

4 Bonvillain RW, Valentine VG, Lombard G et al. Post-operative infections in cystic fibrosis and non-cystic fibrosis patients after lung transplantation. J Heart Lung Transplant 2007; 26: 890–897

5 Bando K, Paradis IL, Komatsu K et al. Analysis of time-dependent risks for infection, rejection and death after pulmonary transplantation. J Thorac Cardiovasc Surg 1995; 109: 49

6 Paradis IL, Williams P. Infection after lung transplantation. Semin Respir Infect 1993; 8: 207–215

7 Collins J, Müller NL, Kazerooni EA et al. CT findings of pneumonia after lung transplantation. AJR Am J Roentgenol 2000; 175: 811–818

8 Flume PA, Egan TM, Paradowski LJ et al. Infectious complications of lung transplantation. Impact of cystic fibrosis. Am J Respir Crit Care Med 1994; 149: 1601–1607

9 Kramer MR, Denning DW, Marshall SE et al. Ulcerative tracheobronchitis after lung transplantation. A new form of invasive aspergillosis. Am Rev Respir Dis 1991; 144 (3 Pt 1): 552–556

10 Zamora MR. Controversies in lung transplantation: management of cytomegalovirus infections. J Heart Lung Transplant 2002; 21: 841–849

11 Kalil AC, Levitsky J, Lyden E, Stoner J, Freifeld AG. Meta-analysis: the efficacy of strategies to prevent organ disease by cytomegalovirus in solid organ transplant recipients. Ann Intern Med 2005; 143 (12): 870–880

12 Hodson EM, Jones CA, Webster AC, Strippoli GF, Barclay PG, Kable K, Vimalachandra D, Craig JC. Antiviral medications to prevent cytomegalovirus disease and early death in recipients of solid-organ transplants: a systematic review of randomised controlled trials. Lancet 2005; 365 (9477): 2105–2115

6.8 Aspekte der Krankheitsverarbeitung am Beispiel der Infektionsangst

H. Kirsch

Einführung

Abweichend von der medizinischen Behandlung akuter Erkrankungen, verlagert sich die Versorgung chronisch kranker Kinder, Jugendlicher oder Erwachsener von der ärztlich direkt am Patienten durchgeführten Intervention hin zur indirekten, durch die Eltern bzw. den Patienten selbst vermittelten Behandlung. Ein großer Teil der Behandlung wird außerhalb des direkten Arztkontakts inmitten familiärer Alltagsroutine durchgeführt. Ärztliche Konsultationen dienen vorwiegend der Behandlungsplanung, Krisenintervention oder einer Evaluation der im häuslichen Umfeld geleisteten Behandlungsmaßnahmen. Infolgedessen gewinnen Aspekte der Therapiemitarbeit und des eigenverantwortlichen Krankheits- und Selbstmanagements zunehmende Bedeutung [1].

Psychosomatische, psychologische und sozialpädagogische Interventionen sollen hier helfen, die Kooperation sowie das Krankheits- und Selbstmanagement zu unterstützen. Sie beziehen sich auf das Verständnis der Anpassung an eine chronische Erkrankung nach verschiedenen Modellen und Paradigmen, z. B. der klinischen Entwicklungspsychologie, Lebensqualitätsforschung und Copingforschung. Diese Disziplinen betonen erstens einen entwicklungsorientierten und zweitens einen biopsychosozialen Forschungsansatz. Daher wird versucht, am Beispiel der Infektionsangst das Zusammenspiel von Entwicklungspsychologie und Anpassungsprozessen, Angstbewältigung und Com-

Tabelle 6.**8.1** Emotionale Reaktion und Handlungskonzepte (modifiziert nach [2]).

	emotionale und kognitive Ebene	**Handlungsebene**
Stufe 1 Verleugnung	keine erkennbare Besorgnis (demonstrative Unbekümmertheit), Fatalismus	Es sind keine oder fast keine Maßnahmen erkennbar, die spezifisch zur Vermeidung von *P. aeruginosa* praktiziert werden.
Stufe 2 adäquate Angst	Problembewusstsein, aber ohne Anzeichen von gesteigerter Ängstlichkeit	Es lassen sich mehrere spezifische Maßnahmen als feststehendes Repertoire unterscheiden, d. h., es kommen nicht immer wieder Maßnahmen hinzu.
Stufe 3 übertriebene Ängstlichkeit	stark besorgt mit Neigung zu angstbetonter Fixierung auf mögliche Ansteckungsquellen; es geraten immer wieder neue mögliche Quellen in den Blick; die Betreffenden bezeichnen sich selbst als sehr besorgt oder übertrieben besorgt	Es existiert nicht nur ein ganzes Bündel an Maßnahmen, sondern die Schilderung des eigenen Handelns macht deutlich, dass immer wieder zusätzliche Maßnahmen hinzukommen.

pliance darzustellen und Hinweise für geeignete Interventionen zu geben. Zum Thema Angst vor Infektion mit *P. aeruginosa* werden entwicklungspsychologische Aspekte sowie Studien zu Lebensqualität, Coping und Compliance dargestellt.

Angst vor dem Erwerb von *Pseudomonas aeruginosa* und das Scheitern der Angstbewältigung

„… also für mich ging das so weit, dass ich mir bei einer Flasche Mineralwasser überlege, ob ich Sybille da nach fünf Stunden noch ein Glas einschenken kann … oder ob da halt auch schon (stockt), also bei mir ist alles verkeimt …“ [2]

P. aeruginosa ist ein ubiquitär vorkommender Keim, der vor dem 12. Lebensjahr, also dem Beginn der Adoleszenz, nur bei wenigen Kindern mit CF nachgewiesen werden kann und der mit dem 20. Lebensjahr, also gegen Ende der Adoleszenz, bereits bei den meisten Patienten gefunden wird. Das ubiquitäre Vorkommen von *P. aeruginosa* kann starke Ängste vor Erregerkontakt auslösen mit der Tendenz zu ständiger Ausweitung „verbotener“ Handlungen. Dabei scheitern viele Patienten letztlich in ihren Präventionsbemühungen.

Die Bewältigung der Ängste vor Infektion wird beeinflusst von der Fähigkeit, unangenehme Emotionen zu regulieren, also sich selbst beruhigen und reflektieren zu können. Grundlagen dieser Fähigkeit werden in den ersten fünf Lebensjahren erworben, wie Bindungsforschung und Forschung zur Mentalisierung zeigen [3,4]. Weiter spielen Anpassungsmechanismen an die chronische Erkrankung, soziale Unterstützung und Entwicklungsanforderungen in der Adoleszenz eine wesentliche Rolle. Schließlich können (unbewusste) Abwehrmechanismen zu einer Verzerrung und vermehrten Ängstlichkeit führen, z. B. wenn die Eltern starke Schuldgefühle haben oder wenn das Familienleben durch die Einschränkungen, denen das Kind unterworfen wird, stark belastet ist. In solchen Fällen sehen Eltern sich im Alltag oft dem Kampf gegen einen unsichtbaren und mutmaßlich allgegenwärtigen Feind ausgesetzt. Es ist so, als würde die angeborene Stoffwechselkrankheit in eine Infektionskrankheit verwandelt [5]. In einer Untersuchung von 21 Eltern von Kindern mit CF sowie der behandelnden Ärzte der CF-Ambulanz zeigten sich folgende Bewältigungsstrategien der Infektionsangst (siehe Tab. 6.8.**1**).

Bereits in den 1970er-Jahren konnte am Beispiel präoperativer Ängste ein mittleres (adäquates) Angstniveau von prognostisch weniger günstigen Angstbewältigungsstrategien abgegrenzt werden. Auf der einen Seite zeigen Bagatellisierung und Verleugnung und auf der anderen Seite zeigt übergroße Ängstlichkeit eine misslungene Angstbewältigung. Bei der ersten Form ist die Kooperation mit dem Behandlungsteam eingeschränkt (Compliance), bei der zweiten Form breitet sich die Angst aus, immer mehr Maßnahmen schränken Alltagsroutine und Lebensqualität ein, ohne dass Beruhigung und psychische Entlastung erreicht werden können.

Die Anpassung an eine chronische Krankheit

Studien weisen darauf hin, dass kein enger Zusammenhang zwischen der Schwere der Erkrankung – objektiv – und der Höhe der Lebensqualität – subjektiv – besteht. Dagegen sind Persönlichkeitseigenschaften und Copingmechanismen starke Prädiktoren für die Lebensqualität [6, 7]. Herschbach [6] geht davon aus, dass es eine individuelle „Baseline" für Affekte gibt; nach positiven oder negativen Erfahrungen schlägt der Affekt für eine Zeit nach oben oder nach unten aus, um sich dann wieder der Baseline anzunähern. CF-Patienten passen ihre inneren Wertmaßstäbe, Ziele und Prioritäten immer wieder an den ungünstiger werdenden Krankheitszustand an und können auf diese Weise ein erstaunlich hohes Maß an innerer Zufriedenheit aufrechterhalten. Ein weiterer Anpassungsmechanismus für die Aufrechterhaltung der Lebenszufriedenheit ist der soziale Vergleich [8]. Es bedarf eines Maßstabes, die eigene Situation einzuschätzen. Individuen ziehen einen mehr oder weniger bewussten Vergleich zwischen sich und anderen Patienten sowie zwischen einem subjektiv wahrgenommenen Ist- und einem Sollzustand. So ist die psychische Gesundheit von CF-Patienten vergleichbar mit normal Gesunden [9, 10]. Ängstlichkeit und Depressivität zeigen keine Korrelation mit der Erkrankungsschwere. Lungenfunktionsparameter und andere somatische oder klinische Faktoren sind schlechte Prädiktoren für das Ausmaß an subjektiv wahrgenommener Behinderung bei CF [11, 12]. Die erfolgreiche Anpassung (d. h. die Neutralisation der in der Diagnose einer progressiven, tödlichen Erkrankung liegenden destruktiven Dynamik) muss unterschieden werden von einer Krankheitsverleugnung. Damit wird die Fähigkeit, Hoffnung zu generieren, aufrechterhalten. Sie dient als Schutz gegen Hilf- und Hoffnungslosigkeit [13].

Adoleszenz und cystische Fibrose

Chronische Erkrankungen im Jugendalter führen zu einer besonderen Familiendynamik, welche die Ablösung der Jugendlichen erschweren kann [14]. In den ersten Lebensjahren übernahmen die Eltern des Kindes mit CF die Sicherstellung der Compliance, die Vermittlung zwischen Behandlungspersonal und Kind, die Motivation zur Mitarbeit, die Disziplin zur Mitarbeit (die eigene und die des Kindes), die Zubereitung der Mahlzeiten, die Überwachung des Gesundheitszustands, die Durchführung pflegerischer und kotherapeutischer Maßnahmen sowie die Übernahme von Verantwortung bei unsicheren Therapieentscheidungen. All diese Funktionen sollen in der Adoleszenz von den Jugendlichen selbst übernommen werden. Konflikthafte Entwicklungsanforderungen um Fragen der Autonomie und Abhängigkeit, zu Selbstbild und Selbstwert, Körperbild und Sexualität wirken sich hier unmittelbar auf den Umgang mit der eigenen Erkrankung und die Kooperationsfähigkeit mit dem Behandlungsteam aus.

Persönliche Werte und Ziele von chronisch kranken Jugendlichen und jungen Erwachsenen lassen sich 3 Kategorien zuordnen: Streben nach sozialen Kontakten, Streben um Akzeptanz der Erkrankung, Streben nach lustvollem und intensivem Leben. Diese Kategorien zeigen die Schwierigkeit, zwischen divergierenden Zielen zu entscheiden [15]. Noncompliance bei CF-Patienten findet sich insbesondere in der Adoleszenz sowie bei psychischen und psychosozialen Problemen [2, 16]. In einer Untersuchung von Kindern, Jugendlichen und Erwachsenen an einem CF-Zentrum in Quebec, Kanada, zeigte sich, dass 50% der adoleszenten Patienten der Überzeugung waren, zu viele Medikamente einzunehmen. 33% der Eltern der 11–18-Jährigen gaben an, ihr Kind sei seit der Adoleszenz weniger compliant [17].

Wie kann Angstbewältigung gefördert oder behindert werden?

1. Durch **Identifikation** von problematischen Verhaltensweisen und deren Hintergründen (intrapsychische, familiäre Konflikte, entwicklungsbedingte Krisen) sowie durch Erfassen von persönlichen Bedürfnissen, Zielen und Werten (Perspektivenübernahme)
2. **Schulung und Information** unterstützen die Selbstmanagement-Fähigkeiten und die Selbstwirksamkeit sowie eher aktive, informationssuchende Copingmechanismen. In einer englischen Studie an 2476 CF-Patienten waren 53% beunruhigt oder sehr beunruhigt über Ansteckungsrisiken, darunter Frauen mehr als Männer und weniger informierte CF-Patienten mehr als gut informierte. Die Beunruhigung war größer (82,7%), wenn die Schutzmaßnahmen gegen Ansteckung im Krankenhaus als gering oder unsystematisch wahrgenommen wurden [18].

3. Das Ziel von **sozialpädagogischen oder psychotherapeutischen Interventionen** ist die ressourcenorientierte Unterstützung der Krankheitsverarbeitung. CF-Patienten schätzen sich selbst weniger depressiv oder ängstlich ein, als psychologische Untersucher dies tun [11]. Darin liegt eine Betonung von Normalität und der Gemeinsamkeit mit anderen, nicht des krankheitsbedingt Besonderen, die es ihnen ermöglicht, sich selbst kompetent zu fühlen. Ein zu deutliches Angebot der psychologischen Hilfestellung stellt diese Kompetenz (des Einzelnen und des Familiensystems) infrage und wirkt eher destabilisierend, daher erklärt sich auch die häufige Abwehr. Anstatt davon auszugehen, dass die Person Probleme habe und Hilfe bedürfe, liegt hier die Betonung auf den Fähigkeiten, dass und wie die Person Krisen bisher gemeistert hat [13]. Auf der Basis entwicklungspsychologischer Forschungsergebnisse und des Mentalisierungskonzepts entwickelte die psychoanalytische Arbeitsgruppe um Pasco Fearon und Mary Target [19] ein Therapiemanual für Kinder, Jugendliche und deren Familien. Die „Short-Term Mentalization and Relational Therapy (SMART)" ist eine Intervention über 6–12 Sitzungen für Kinder und Jugendliche mit emotionalen und Verhaltensproblemen oder Beziehungsschwierigkeiten und ihre Familien. Diese manualisierte und aktuell evaluierte Intervention fördert die Reflexionsfähigkeit und den Umgang mit Emotionen sowie die gegenseitige Perspektivenübernahme und Einfühlung. Obwohl nicht spezifisch für chronisch kranke Kinder und Jugendliche konzipiert, ist diese Intervention ebenfalls ressourcenorientiert, fördert grundlegende mentale Fähigkeiten und ist auf viele Problemstellungen anwendbar.

Literatur

1 Noeker M. Risiko und Schutzfaktoren der familiären Adaptation an die chronische Erkrankung des Kindes: Ein klinisch entwicklungspsychologisches Modell als Grundlage ressourcenorientierter Familienberatung. In: Röper C, Noam G, Hrsg. Entwicklung und Risiko. Stuttgart: Kohlhammer; 2002: 223–246

2 Ullrich G, Steinkamp G. Mukoviszidose und Pseudomonas aeruginosa: Infektionsangst und Maßnahmen zur Infektionsverhütung. Frankfurt: VAS; 2002

3 Fonagy P, Gergely G, Jurist EL, Target M. Affektregulierung, Mentalisierung und die Entwicklung des Selbst. Stuttgart: Klett Cotta; 2004

4 Köhler L. Frühe Störungen aus der Sicht zunehmender Mentalisierung. Forum der Psychoanalyse 2004, 20: 158–174

5 Steinkamp G, Ullrich G. Pseudomonas und die Quadratur des Kreises. Oder: „Keimfrei" so normal wie möglich leben? Mukoinfo 2005; 2: 32–33

6 Herschbach P. Das „Zufriedenheitsparadoxon" in der Lebensqualitätsforschung. PPmP 2002; 52: 141–150

7 Abbot J, Hat A, Morton A, Gee L, Conway S. Health related quality of life in adults with cystic fibrosis: the role of coping. J Psychosom Res 2008; 64: 149–157

8 Staab D, Wenninger K, Gebert N et al. Quality of life in patients with cystic fibrosis and their parents: what is important besides disease severity? Thorax 1998; 53: 727–731

9 Pfeffer ME, Pfeffer JM, Hodson ME. The psychosocial and psychiatric side of cystic fibrosis in adolescents and adults. J Cyst Fibros 2003; 2: 61–68

10 Havermans T, Colpaert K, Dupont LJ. Quality of life in patients with cystic fibrosis: Association with anxiety and depression. J Cyst Fibros 2008; 7: 581–584

11 Wargnies E, Houzé L, Vanneste J, Perez T, Wallaert B. Depression, anxiety and coping strategies in adult patients with cystic fibrosis. Rev Mal Respir 2002; 19: 39–43

12 Szyndler JE, Towns SJ, van Asperen PP, McKay KO. Psychological and family functioning and quality of life in adolescents with cystic fibrosis. J Cyst Fibros 2005; 4: 135–144

13 Ullrich G. Mukoviszidose, Beiträge und Bibliographie zu psychosozialen Aspekten einer lebenslangen Erkrankung. Frankfurt: VAS; 1998

14 Seiffge-Krenke I. Adoleszenz und chronische Krankheit. Psychotherapie im Dialog 2002; 4: 67–73

15 Schmitt GM. Personal values and goal orientation of chronically ill adolescents and young adults. PPmP 1997; 47: 189–197

16 Stark LJ, Mulvihill MM, Jelalian E et al. Descriptive analysis of eating behavior in school-age children with cystic fibrosis and healthy control children. Pediatrics 2003; 112: 208

17 Melancon MJ, Allard C, Milot M, Simard F, Rault G, De Braekeller M. Adherence to treatment in patients with cystic fibrosis in Saguenay-Lac-Saint Jean (Quebec, Canada). Poster 336, 24th ECF Conference, Vienna, 6–9 June 2001

18 Walters S, Warren RL. Concern about cross-infection among adults with CF in the United Kingdom. Poster 342, 24th ECF Conference, Vienna, 6–9 June 2001

19 Fearon P, Target M, Sargent J, Williams LL, McGregor J, Blieberg E, Fonagy P. Short-term mentalization and relational therapy (SMART). In: Allen J, Fonagy P, eds. Handbook of mentalization-based treatment. Chichester: Wiley Press; 2006: 201–222

Sachwortverzeichnis